健康中国—肿瘤防治科普系列丛书

泌尿系统肿瘤

主　编　杨　阳　王清波　朱　莎
副主编　曹　朴　徐瀚峰　韩正祥　李　进　卞伟刚
　　　　杨　艳　李剑萍
编　委　宋　琳　李　原　鞠海燕　张共鹏　张光远
　　　　解佳奇　陈美丽　徐新宇　李　琛　吕广霖
　　　　李梦璐　陈思涛　张　悦　吴　岩　于得水
　　　　乔　迪　杨　扬　芦凤玲
审　校　缪建华

东南大学出版社
SOUTHEAST UNIVERSITY PRESS
·南京·

图书在版编目(CIP)数据

泌尿系统肿瘤 / 杨阳，王清波，朱莎主编. -- 南京：东南大学出版社，2025.3. --（健康中国 / 沈波，茆勇，缪苏宇主编）. -- ISBN 978-7-5766-1314-8

Ⅰ.R737.1

中国国家版本馆 CIP 数据核字第 20252RA388 号

责任编辑：戴坚敏（635353748@qq.com） 　 责任校对：韩小亮
封面设计：王　玥 　 责任印制：周荣虎

泌尿系统肿瘤　Miniao Xitong Zhongliu

主　　编	杨　阳　王清波　朱　莎
出版发行	东南大学出版社
出 版 人	白云飞
社　　址	南京市四牌楼 2 号　邮编：210096
经　　销	全国各地新华书店
印　　刷	南京工大印务有限公司
开　　本	787 mm×1092 mm　1/16
印　　张	12.5
字　　数	275 千字
版　　次	2025 年 3 月第 1 版
印　　次	2025 年 3 月第 1 次印刷
书　　号	ISBN 978-7-5766-1314-8
定　　价	58.00 元

本社图书若有印装质量问题，请直接与营销部调换。电话（传真）：025 - 83791830

健康中国—肿瘤防治科普系列丛书
编委会

荣誉总主编：缪建华　秦叔逵

总 主 编：沈　波　茆　勇　缪苏宇

副总主编：樊卫飞　何敬东　杨　阳　韩正祥　陈　凯　张先稳　韩高华

编　　委：
刘德林	许有涛	武　渊	晏　荠	高　津	滕　悦	王晓华
倪　静	吴俚蓉	武　贝	施　玥	王　建	杨梦竹	孙　敏
方乐平	李茹恬	李苏宜	李　进	周磊磊	杜　楠	纪红霞
王　芫	周　倩	王　凡	李剑萍	王清波	宋　琳	曹　朴
李　原	张光远	汤娟娟	曹　旭	潘　迪	朱晶晶	王红梅
邢恩明	陈婷婷	殷　婷	蔡东焱	徐闻欢	顾　科	车　俊
王　洵	夏汝山	冯广东	周友鑫	甘　霖	姚伟峰	徐泽群
胡　月	魏　倩	关　婷	俞瑾垚	陶慧敏	何　康	王思明
杨　艳	张　燕	赵　坤	张兰胜	王保庆	陈　翀	王自全
张羽翔	尹楠楠	李泳澄	周雪峰	吴德龙	单婵婵	仲爱生
杭志强	徐　伟					

总 序

悠悠民生，健康最大。《健康中国行动（2019—2030）》提出到2030年一系列健康目标，为老百姓的健康守则划了"国标"，健康中国顶层设计也逐渐走入寻常百姓家。围绕疾病预防和健康促进，开展了15个专项行动，其中癌症防治行动主要针对当前我国癌症发病率、死亡率逐年上升的趋势，围绕癌症预防、早期预防及早诊早治、规范化治疗、康复和膳食指导等给出权威的规范化意见，并提出社会、政府及个人应该采取的举措。这项行动实现了全人群、全生命周期的慢性病健康管理，使总体癌症5年生存率提高15％。没有全民健康，就没有全民小康，健康长寿是我们共同的愿望。要实现这一宏伟目标，需要医学工作者和全体国民的共同努力，需要提高全体国民的健康意识和科学素养。

多年来，缪建华教授的团队致力于编著临床肿瘤学论著，先后出版并在全国新华书店发行了《肿瘤内科相关事件临床处理策略》《恶性肿瘤相关治疗临床应用解析》《恶性肿瘤相关因素临床预防方略》《肿瘤预防》等著作，为肿瘤临床工作者掌握肿瘤学相关知识、提高肿瘤疾病的预防及诊疗水平作出了贡献，是肿瘤学科进步的重要组成部分。

今天，缪建华教授、沈波教授再次组织南京大学附属鼓楼医院、东南大学附属中大医院、南京医科大学第一附属医院（江苏省人民医院）、南京医科大学附属肿瘤医院（江苏省肿瘤医院）、南京医科大学附属老年医院（江苏省省级机关医院）、南京医科大学附属淮安第一人民医院、中国科技大学附属第一医院西区（安徽省肿瘤医院）、苏州大学第一附属医院、徐州医科大学附属医院、扬州大学附属苏北人民医院、江南大学附属医院、南京大学附属盐城第一医院、南京中医药大学附属南京医院（南京市肿瘤医院）、南京医科大学康达学院附属连云港二院、东台市人民医院的肿瘤学家共同撰写编著《健康中国—肿瘤防治科普系列丛书》，正是进一步响应健康中国行动的号召，把科学传播给广大人民群众，提高全体国民对肿瘤疾病的认识，是健康中国行动的重要组成部分。

《健康中国—肿瘤防治科普系列丛书》包含了头颈部肿瘤、胸部肿瘤、消化系统肿瘤、肝胆胰肿瘤、男性生殖系肿瘤、妇科肿瘤、骨软组织肿瘤、淋巴肿瘤、皮肤肿瘤、肿瘤的全身治疗、肿瘤的局部治疗、肿瘤的姑息治疗、肿瘤护理等，该丛书每类肿瘤单独一册，陆续出版发行。全书以问答的形式阐述了每一类肿瘤的特征、好发人群、发病机制、临床表现、治疗方案、防治要点等等。全书文字既力求简明易懂，同时也不失专业性，目的是让不具备医学专业知识的普通读者能够充分了解各类肿瘤的防治知识，以促进健康中国行动计划的顺利实施及全民健康水平的提高。

相信随着这套丛书的出版发行，将激发广大人民群众探索肿瘤学未知领域追求真理的热潮，人们将和这套书一起踏上一段精彩的健康科普之旅，感受科学的魅力。

感谢全体作者为肿瘤学的科普作出的辛勤劳作！感谢全体作者为提高全民科学素养所作的贡献！

2024 年 4 月

前言

健康是人类最宝贵的财富,是社会发展的基石。党的二十大报告中明确指出"把保障人民健康放在优先发展的战略位置",而癌症防治作为健康中国行动的重要组成部分,始终是关乎千家万户生命质量的重大课题。

在医学的浩瀚领域中,泌尿系统肿瘤作为一类严重影响人类健康的疾病,正逐渐受到越来越多的关注。泌尿系统,这个默默承担着人体代谢废物排泄与内环境稳定重任的系统,一旦遭遇肿瘤的侵袭,将会给患者的生活质量和生命健康带来巨大挑战。

或许你或你身边的人还未直接经历过泌尿系统肿瘤,但它却实实在在地存在于我们周围。据统计,泌尿系统肿瘤的发病率在全球范围内呈上升趋势,据国家癌症中心统计,我国前列腺癌发病率以年均7.1%的速度增长,膀胱癌新发病例数位居全球首位。无论是肾癌、膀胱癌,还是前列腺癌等,都可能在不经意间闯入人们的生活,打破原本的平静。

然而,由于泌尿系统肿瘤早期症状往往较为隐匿,公众对其认知的匮乏与误解,早期筛查意识薄弱、诊疗误区频现,许多患者因对疾病的无知而延误诊治,在发现时病情已有所进展,又因对治疗的恐惧而错失良机,甚至因对预后的迷茫而陷入焦虑。这不仅增加了治疗的难度,也影响了预后效果。因此,提高对泌尿系统肿瘤的认知,做到早发现、早诊断、早治疗,显得尤为重要。

实际上医学的进步,许多泌尿系统肿瘤已从"绝症"逐渐变为"慢性病"。微创手术的精准化、靶向药物的迭代、免疫治疗的突破……,这些技术革新正不断改写患者的命运。然而,比技术更重要的,是公众对疾病的科学认知与积极行动。我们相信,当更多人能够认识无痛血尿的警示、理解前列腺特异抗原(PSA)筛查的意义、坦然面对膀胱全切后的生活,正确使用现有的治疗手段,战胜疾病的胜算便增添了一分。

这促使我们萌生了一个朴实的心愿：用科学之光驱散迷雾，用通俗的语言传递真相。习近平总书记指出："科技创新、科学普及是实现创新发展的两翼，要把科学普及放在与科技创新同等重要的位置。没有全民科学素质普遍提高，就难以建立起宏大的高素质创新大军，难以实现科技成果快速转化。"《肿瘤科普系列丛书——泌尿系统肿瘤》一书正是源于这样的初心，为了满足大家对泌尿系统肿瘤知识的需求而精心编写。作为一套面向公众的医学科普读物，旨在直击大众最困惑的问题，架起医患沟通的桥梁。以通俗易懂的语言，深入浅出地讲解泌尿系统肿瘤的相关知识。采取问答形式，以平实的语言和清晰的逻辑，将复杂的医学知识转化为普通人触手可及的常识。从泌尿系统的基本结构与功能说起，系统阐述了从肾脏肿瘤、膀胱癌、前列腺癌到少见泌尿系统肿瘤的早期信号、临床表现、诊断技术、治疗方法及康复策略。让读者了解肿瘤是如何在这个系统中"兴风作浪"的，帮助读者提高警惕，及时察觉身体发出的危险信号；同时，还会为读者解读目前先进的诊断方法和多样化的治疗手段，让读者面对泌尿系统肿瘤威胁时，消除不必要的恐惧与误解，从容应对，积极配合治疗，不再感到迷茫与无助。

谨以此书献给所有正在与泌尿系统肿瘤抗争的患者及家属，献给关注泌尿系统健康的普通读者，亦献给投身泌尿肿瘤防治事业的同行。愿它如一盏灯，照亮求医问药之路；如一双手，传递医学的温度与力量。

鉴于我们的水平和能力有限，虽参考了大量的文献和资料，错误仍在所难免，不足之处期待广大读者以及同道不吝赐教。

2025 年 2 月

目录

1　肾脏肿瘤

1.1　认识肾脏 …………………………………………… 002
1.2　认识肾脏肿瘤 ……………………………………… 005
1.3　认识肾脏良性肿瘤 ………………………………… 009
1.4　认识肾脏恶性肿瘤 ………………………………… 012
1.5　肾癌的诊断 ………………………………………… 024
1.6　肾脏肿瘤的治疗方式 ……………………………… 029

2　尿路上皮性肿瘤

2.1　认识尿路上皮组织 ………………………………… 046
2.2　认识尿路上皮性肿瘤 ……………………………… 046
2.3　认识肾盂和输尿管上皮性肿瘤 …………………… 054
2.4　肾盂和输尿管上皮性肿瘤的诊断 ………………… 058
2.5　肾盂和输尿管上皮性肿瘤的治疗 ………………… 062
2.6　认识膀胱癌 ………………………………………… 065
2.7　膀胱癌的诊断 ……………………………………… 072
2.8　膀胱癌的治疗 ……………………………………… 076
2.9　尿路上皮性肿瘤的随访和健康管理 ……………… 084

3　前列腺肿瘤

3.1　认识前列腺 ………………………………………… 090

3.2 认识前列腺肿瘤 ………………………………………… 092
3.3 前列腺癌的诊断 …………………………………………… 112
3.4 前列腺癌的治疗 …………………………………………… 119
3.5 前列腺癌的随访和健康管理 …………………………… 136

4 睾丸肿瘤

4.1 认识睾丸 …………………………………………………… 144
4.2 认识睾丸肿瘤 ……………………………………………… 145
4.3 睾丸肿瘤的诊断 …………………………………………… 151
4.4 睾丸肿瘤的治疗 …………………………………………… 154
4.5 睾丸肿瘤的随访及健康管理 …………………………… 159

5 阴茎、阴囊肿瘤

5.1 认识阴茎和阴囊 …………………………………………… 164
5.2 认识阴茎癌 ………………………………………………… 165
5.3 阴茎癌的诊断 ……………………………………………… 170
5.4 阴茎癌的治疗 ……………………………………………… 172
5.5 阴茎癌的预后及健康管理 ……………………………… 175
5.6 认识阴囊肿瘤 ……………………………………………… 178

后记 ……………………………………………………………… 184

1

肾脏肿瘤

1.1 认识肾脏

1.1.1 什么是肾脏？

肾脏是一对呈"八"字形，位于腹腔后部、脊柱两侧的器官，蚕豆状，长 10～12 cm，宽 5～6 cm，厚 3～4 cm，重 100～150 g。一般来说，左肾位置比右肾略高。肾脏通常分为上下极、腹背侧面、内外侧缘。肾脏内侧缘中部凹陷处称为肾门，出入肾门的肾动脉、肾静脉及输尿管统合为肾蒂。肾门与肾脏血管和输尿管相连接。血液经过肾动脉进入肾脏，经过滤后，静脉血通过肾静脉返回循环系统。肾脏产生的尿液则通过输尿管、膀胱、尿道排出体外。

肾脏由几百万个肾单位组成，是人体重要的排泄器官，对维持机体内环境稳定和身体健康发挥重要作用。

1.1.2 肾的主要功能有哪些？肾功能怎么测定？

肾脏主要通过排泄尿液的形式清除体内的代谢废物和过剩物质，包括尿酸、尿素、尿酮体等。它的功能主要分为以下几类：

（1）维持水、电解质平衡。肾脏通过调节尿液中水分的排出，帮助维持体内的水平衡；通过调节尿液中的电解质含量，如钠、钾、钙等，维持体内正常的电解质平衡。

（2）维持酸碱平衡。肾脏通过排泄氢离子和重吸收碱性物质的方式，参与维持体内的酸碱平衡。

（3）调节血压。肾脏分泌肾素，通过调节体内水和盐的含量，影响血容量，从而影响血压。

（4）促进红细胞生成。肾脏分泌促红细胞生成素（Erythropoietin，EPO），促进红细胞生成，有助于维持足够的运输氧气能力。肾功能衰竭患者肾脏分泌 EPO 不足，容易产生肾性贫血。

（5）分泌功能。肾脏分泌活性维生素 D3 及前列腺素，调节人体钙磷代谢和血压。

（6）清除代谢废物。肾脏通过排泄尿液的方式排出体内代谢产物，否则导致体内代谢产物聚集，出现肾功能不全或衰竭。

肾功能检查的意义在于了解肾脏功能是否受损及受损程度。肾功能的评估通常涉及多个指标，可以通过一系列检查来确定：

（1）肌酐测定。肌酐是由肌肉代谢产生的一种废物，主要通过肾脏排泄。可采用血肌酐浓度来评估肾小球对代谢废物的排除功能。肾小球滤过率降低，血肌酐浓度可能会升高。

（2）尿素氮测定。尿素氮是蛋白质的代谢产物，主要由肾小球滤过。当肾脏受损时，包括输尿管结石、输尿管狭窄及慢性肾炎等，肾小球滤过率下降，血清尿素氮浓度升高。

（3）尿酸测定。尿酸是嘌呤代谢产物，主要通过肾脏排泄。血清尿酸水平的升高可能与肾小球排泄功能降低有关。

（4）血肌酐清除率。通过收集尿液和血液，根据肌酐浓度、年龄及体表面积计算血肌酐清除率，从而能更全面地评估肾小球滤过功能。一般情况下，血肌酐清除率的正常值处于 80~120 mL/min。

（5）肾小球滤过率。它是指在一定时间内，由两肾肾小球生成的超滤液量。它是评估肾小球滤过功能的重要指标，但不能用于评估分肾功能。

（6）分肾功能检测。利用放射性同位素来检测左、右侧肾脏功能及总肾功能，不需要采集血液、尿液。儿童、孕妇禁用。

（7）电解质测定。检测血液中的电解质浓度，如钠、钾和钙等，可以了解肾脏对电解质平衡的调节能力。

（8）尿检。尿液分析可以提供有关肾脏功能的信息。例如，尿液比重及渗透压可用于评估肾脏浓缩功能，蛋白尿可能提示肾小球滤过膜出现问题。

这些检查可以帮助医生评估肾脏的滤过、排泄和调节功能。一般情况下，医生会根据患者的具体病情来决定需要进行哪些肾功能检查。

1.1.3 单肾对身体有危害吗？

单肾的情况通常是可以维持正常生活的，但是具体影响可能因个体和特定情况而异。

某些人只有一颗肾脏，这可能是由于先天性肾缺如、疾病导致单侧肾功能完全丧失或手术切除（如肾脏肿瘤）等。大多数人的身体可以适应单肾并维持正常功能，但需要注意以下方面：

（1）肾功能。单肾必须承担原本两个肾脏的功能，意味着单肾的负担更重，但单肾体积会代偿性增大。对于绝大多数人来说，一个健康的肾脏可以胜任正常生活所需的肾功能。一旦单肾出现病损，可能会影响肾功能。

（2）生活方式管理。单肾的人可能需要更加关注健康的生活方式，包括避免过量饮酒、避免对抗性运动及定期进行医学检查以监测肾功能，同时保持良好的饮食和锻炼习惯。

（3）特殊情况。在某些情况下，例如患有肾脏疾病或其他健康问题，单肾可能会更容易受到影响，因此需要对肾脏疾病早期诊断、早期治疗；同时需要注意药物对肾功能的影响，此时，医生可能会建议进行特定的医学监测和治疗，以保护单肾功能。

（4）肾脏疾病风险。单肾功能可能更容易受到一些肾脏疾病的影响，包括肥胖、高血压、糖尿病、休克及系统性红斑狼疮等。因此，保持健康体重、控制血压和血糖等都是非常重要的。

总体而言，拥有单个健康肾脏的人可以正常生活；同时也需要特别注意肾脏健康，进行定期检查和遵循医生建议，以保护单个肾脏的功能。

1.1.4 肾脏的血管有何特点？

肾脏的血管系统在整个人体循环系统中有着独特的结构和功能。以下是肾脏血管系统的主要特点：

肾动脉血供丰富；常存在肾动脉变异；肾段动脉之间没有吻合支。肾脏动脉位于第1～2腰椎平面，来源于腹主动脉，通常左肾动脉较右肾动脉稍短。肾脏常存在多支肾动脉或副肾动脉，会对肾脏手术产生一定影响。肾动脉在肾门附近分出多支肾段动脉，在肾窦内则分为数条叶间动脉，后者再分支为弓状动脉。肾段动脉之间没有吻合支，故肾内动脉具有区段性，为肾肿瘤切除时行分支动脉阻断提供了条件，可以避免肾动脉主干阻滞导致的全肾缺血再灌注损伤。如果肾脏出现某分支动脉破裂出血、动静脉瘘或假性动脉瘤，采用超选择性肾动脉分支栓塞术，可以达到止血目的，同时又避免了更多肾实质损伤。当肾脏分支动脉栓塞时，会出现楔形梗死灶。

肾静脉是下腔静脉属支，也可能有多个分支。肾静脉壁较肾动脉壁薄。左侧肾静脉接受左侧精索静脉和左侧肾上腺中央静脉血液。肾内静脉存在循环吻合。

就肾静脉与肾动脉在肾门部解剖位置而言，一般从上到下为肾动脉、肾静脉，从前到后为肾静脉、肾动脉。

1.1.5 肾有什么解剖生理特点？

肾脏是人体的重要器官，其解剖和生理特点对于维持机体生理功能具有重要意义。肾脏位于腹腔后部脊柱旁，表面光滑，其周围有脂肪垫（肾周脂肪）包绕。肾脏实质由肾皮质和肾髓质组成，每个肾脏具有几百万个肾单位，其包含肾小球和肾小管。肾小球的滤过膜具有一定的通透性和滤过面积，血液经肾小球滤过后形成的液体称为原尿，通过肾小管的重新收和分泌功能最终形成尿液排出体外。当肾脏受损时，肾小球滤过面积和通透性改变，能够影响肾小球滤过率，进而影响尿液的产生。

1.2 认识肾脏肿瘤

1.2.1 什么是肾脏肿瘤？

肾脏肿瘤是指在肾脏组织中形成的异常增生的细胞群体，产生肿块或肿瘤。临床上，肾脏肿瘤绝大多数为恶性，少数为良性。最常见的肾脏恶性肿瘤是肾透明细胞癌，此外还包括乳头状肾细胞癌、肾嫌色细胞癌等。儿童肾恶性肿瘤以肾母细胞瘤多见。肾脏良性肿瘤中，肾血管平滑肌脂肪瘤（肾错构瘤）较为常见。

1.2.2 肾脏肿瘤的分类有哪些？

传统上将肾脏肿瘤分为两类：良性肿瘤、恶性肿瘤。肾脏良性肿瘤包括肾血管平滑肌脂肪瘤、肾嗜酸细胞腺瘤等。肾脏恶性肿瘤则具有不同的分类方式。

（1）根据肿瘤来源分类

①来自肾实质的肿瘤，临床比较常见，如肾癌。

②来自肾盂上皮的肿瘤，如鳞癌和腺癌等。

③来自神经组织的肿瘤，如神经母细胞瘤等。

④来自胚胎组织的肿瘤，如肾母细胞瘤。

⑤来自间叶组织的肿瘤，如纤维肉瘤、平滑肌肉瘤。

(2)根据肿瘤是否原发分类

①肾脏原发恶性肿瘤。

②肾脏转移性肿瘤。

(3)根据肿瘤病理分类

①肾细胞癌，如肾透明细胞癌、乳头状肾细胞癌、肾嫌色细胞癌、肾集合管癌等。

②间叶性肿瘤，如肉瘤。

③肾母细胞瘤。

④其他肿瘤等。

在肾脏肿瘤分类中，比较常用的是病理学分类。通常可通过肾脏切除或穿刺组织来进行病理学诊断。

1.2.3 肾脏肿瘤有哪些常见临床表现？

肾脏肿瘤的临床表现因肿瘤的类型、大小、位置以及是否扩散而不同。肾脏肿瘤的早期阶段可能无明显的临床表现，而在肿瘤进展或发生扩散时，患者可能出现一系列临床表现。

(1)血尿。血尿是肾脏肿瘤最常见的症状之一，说明肿瘤可能已侵犯肾脏集合系统。血尿可能表现为粉红色、红色或棕色的尿液，但有时也可能是镜下血尿。

(2)腰痛或肾区不适。肾脏肿瘤可能导致腰部或肾区出现疼痛或不适感，可能是由于肿瘤的压迫或侵犯周围组织所致。

(3)腹部肿块。患者可通过自己触摸或医生体检发现腹部肿块。

(4)晚期肾癌三联征。即血尿、腰痛及腹部肿块，但三者同时出现概率较低。

(5)高血压。肾细胞癌产生一种称为肾素的激素，导致高血压。

(6)贫血。肾脏肿瘤可能会导致贫血，可能是由肿瘤造成的慢性出血或其他因素引起的。

(7)体重减轻。患者可能因某些未知原因而经历明显的体重减轻。

(8)疲劳感。肿瘤可能导致患者感到疲劳或虚弱，可能与贫血或其他身体代谢变化有关。

（9）当肿瘤转移至肺、脑及骨骼时，可出现相关临床表现，比如咳嗽、头痛头晕、骨痛等。

请注意，出现这些症状并非一定是患上肾脏肿瘤，也可能是其他原因所致。当出现这些临床表现时，建议尽早就医，以便进行全面的体检和进一步诊断。

1.2.4 肾脏肿瘤是如何发现的？肾脏肿瘤的影像学表现有哪些？

个人对自己身体出现的任何异常情况均要重视。当出现血尿、腹部肿块、腰痛、咳嗽、头痛、骨痛、贫血、高血压及不明原因消瘦等情况时，需要及时到医院就诊，进行相关检查，就有可能及早发现肾脏肿瘤。特别是同时出现血尿、腰痛及腹部肿块时，可能提示肾癌已进入晚期。随着人们健康意识的增强和生活水平的提高，常规体检已成为一种趋势。体检可能发现早期、无临床症状的肾癌患者。目前，体检发现的肾脏肿瘤患者数量呈逐渐增加趋势。

影像学检查是诊断肾脏肿瘤最常用的方法，可以帮助医生确定是否存在肾脏肿瘤、肿瘤的大小、位置以及是否有扩散。常用的影像学检查包括：

（1）超声造影。超声造影是一种无辐射的检查方法，常用于初步筛查和评估肾脏病变，检查肿瘤的血供情况及肾脏血管、下腔静脉是否存在大的癌栓。超声造影也可以用于某些特殊肾脏肿瘤病例。

（2）计算机断层扫描（CT扫描）。CT扫描可以提供较为详细的三维图像，对于肿瘤的定位和表征有很高的准确性，也可以用于观察胸部是否存在转移病灶。临床经常进行CT平扫联合增强CT检查，能够较为直观地发现肾脏肿物及肿物强化效果，如肾透明细胞癌增强CT表现为"快进快出"影像学特征。CT检查还可用于评估肿瘤范围、肾静脉或腔静脉癌栓、淋巴结转移等情况。故CT在肾脏肿瘤的临床分期中具有重要作用。

（3）磁共振成像（MRI）。MRI无放射性，适用于对含碘造影剂过敏者、孕妇及婴幼儿等。MRI对某些类型的肾脏肿瘤有更好的软组织分辨率，特别适用于对周围结构的评估。MRI对诊断肾脏囊性病变和腔静脉癌栓具有较高的诊断敏感性。

（4）放射性核素扫描。如正电子发射断层扫描（PET-CT），有时用于评估肿瘤大小、位置及扩散等情况。

肾脏肿瘤的影像学表现可因肿瘤类型而异，但一般而言，肾脏肿瘤的特征性影像学表现包括：

（1）肿瘤的大小和位置。影像学检查可以清晰地显示肿瘤的大小和在肾脏中的具体位置。

（2）肿瘤的形态和边界。肿瘤的形态和边界对于判断其性质（良性或恶性）非常重要。

（3）血供。影像学检查可以评估肿瘤的血供情况，包括超声波、增强 CT 检查及 MRI 等，这对确定其性质及制定手术计划具有重要影响。

（4）扩散情况。影像学检查可以帮助评估肿瘤是否已扩散到邻近组织或其他器官。

影像学检查在肾脏肿瘤的早期筛查、诊断和治疗规划中具有重要作用。医生会根据影像学检查结果及其他临床信息来制定合适的治疗方案。

1.2.5 在一般人群中如何筛查发现肾脏肿瘤？

对于一般人群，肾脏肿瘤的筛查不是常规的健康检查项目，因为大多数早期肾癌并没有明显的临床症状，也没有特异的血清肿瘤标记物。然而，对于某些高风险群体，或者对于已经有肾脏问题或症状的人，医生可能会考虑进行相关的肾脏肿瘤筛查。

（1）注意症状。个体应该注意潜在肾脏问题引起的症状，如血尿、腰痛、体重减轻等。如果出现异常症状，应及时就医进行评估和检查。

（2）定期体检。定期的全面体检包括腹部的检查，医生可以通过触诊来检查肾脏区域是否存在异常或肿块。

（3）了解个人风险。如果个体具有肾癌的风险因素，例如家族史、吸烟史、高血压、慢性肾脏病等，那么医生更有可能会建议进行相关的筛查。

（4）尿液检查。定期进行尿液检查，观察是否存在血尿，有助于发现肾脏问题。血尿虽然不是肾脏肿瘤的唯一症状，也可能是其他原因所致，但也需要引起重视。

（5）影像学检查。对于高风险人群，如有家族的肾癌病史，医生可能会建议进行定期的超声检查，必要时行 CT 扫描或 MRI 检查，以筛查潜在的肾脏异常或肿瘤。对于一般人群，这种筛查并不是标准做法，过多的影像学检查可能带来不必要的焦虑、风险及成本。最终，是否进行肾脏肿瘤的筛查应该根据个体的风险因素和医生的建议来决定。如果有任何关于肾脏健康的疑虑或症状，建议咨询医生进行详细评估。

1.2.6 肾脏肿瘤对性功能有影响吗？

肾脏肿瘤本身通常不会直接影响性功能。然而，一些与肾脏肿瘤相关的因素可能会影响性功能。以下是一些可能的关联因素：

（1）手术治疗影响。如果肾脏肿瘤需要手术治疗，手术过程及术后康复过程可能对个体的身体状况产生一定的影响，包括对性功能的影响。手术也可能导致个体出现生理和心理的变化，对个体术后性功能产生影响。

（2）放、化疗及靶向免疫治疗。在某些情况下，治疗的副作用、并发症可能导致患者心理状态不稳定，情绪低落，可能会对性功能产生影响。

（3）心理因素。整个肾脏肿瘤治疗的过程中个体都可能产生焦虑、抑郁等心理问题，这些心理因素可能对性功能产生影响。

需要注意的是，并非所有肾脏肿瘤患者都会经历这些影响；其影响也可能是暂时的，许多患者在治疗后逐渐康复，性功能问题也可能随着身体康复而恢复。

如果您或您认识的人患有肾脏肿瘤，担心性功能问题，建议及时与医疗团队沟通。医生可以提供相关的治疗选择、可能的副作用及如何处理这些问题的信息，包括药物治疗、心理支持或其他治疗方法等。

1.3 认识肾脏良性肿瘤

1.3.1 肾脏良性肿瘤有哪些常见类型？

肾脏的良性肿瘤包括多种类型：

（1）肾脏囊肿。囊肿是一种液体或半固体物质充满的囊袋状结构。肾脏中可以出现单一囊肿（单发性肾囊肿）或多个囊肿（多发性肾囊肿）。大多数肾脏囊肿是良性的。

（2）腺瘤。腺瘤是一种由腺细胞组成的良性肿瘤。肾脏腺瘤是一种较为罕见的良性肿瘤类型。

（3）畸胎瘤。肾脏中的畸胎瘤是一种包含多种类型细胞（如骨、软骨、脂肪等）的混合性良性肿瘤，通常在儿童较为常见。

（4）脂肪瘤。脂肪瘤是一种主要由脂肪组织组成的肿瘤。在肾脏中，脂肪瘤也可以发生，但相对较为罕见。

（5）错构瘤，即血管平滑肌脂肪瘤。错构瘤是一种含有平滑肌细胞、血管和脂肪组织的肿瘤。这是一种比较常见的肾脏良性肿瘤，通常是单发性的。

（6）纤维腺瘤。这是一种由纤维组织构成的肿瘤，在肾脏中相对较少见。

需要注意的是，肾脏肿瘤的种类很多，可能包含多种细胞类型。要确诊肾脏肿瘤，需要手术切除或穿刺组织进行病理学检查。如果存在任何肾脏问题的症状或疑虑，建议咨询医生进行全面的评估和确诊。

1.3.2 肾脏良性肿瘤有什么临床表现？

肾脏良性肿瘤在早期通常不会引起明显的临床症状，很多情况下是在进行其他检查时偶然发现。然而，一些肾脏良性肿瘤也可能会引起一些临床表现，尤其是当肿瘤较大或存在其他影响因素时。

（1）腰痛/腹痛。肾脏肿瘤可能导致腰痛/腹痛，尤其是当肿瘤较大并且对肾脏周围组织产生压迫时。

（2）血尿。一些肾脏良性肿瘤，如错构瘤，可能导致血尿。这是因为肿瘤中的血管容易破裂，导致出现血尿。

（3）腹部肿块。肾脏肿瘤较大时可能在腹部出现可触及的肿块。

（4）高血压。一些特定类型的肾脏肿瘤，如畸胎瘤，可能与高血压有关。

这些临床表现并非肾脏良性肿瘤的特异性症状，其他肾脏问题也可能引起类似症状。肾脏良性肿瘤多在无症状的情况下偶然被发现。

1.3.3 肾脏良性肿瘤会恶变吗？

大多数肾脏良性肿瘤是缓慢生长的、不具有侵袭性，且不会转变为恶性肿瘤。然而，部分特定类型的肾脏良性肿瘤在极少数情况下可能会发生恶变。以下是存在恶变风险的良性肾脏肿瘤。

（1）错构瘤。错构瘤是一种包含脂肪、平滑肌和血管组织的肿瘤。绝大多数错构瘤是良性的，但在极少数情况下，特别是在患有某些基础疾病（如结节性硬化症）的患者中，错构瘤可能发生恶变。

（2）畸胎瘤。畸胎瘤是一种多种细胞类型的混合性肿瘤。在极少数情况下，畸胎瘤可能为恶性肿瘤。

对于发现有潜在恶变风险的肾脏良性肿瘤，医生可能会采取不同的管理策略，包括定期的影像学检查，以监测肿瘤的生长，或者在必要时考虑手术切除。决策通常取决于肿瘤的类型、大小、位置以及患者的整体健康状况。

总体而言，肾脏良性肿瘤恶变的风险相对较低，医生会根据患者的具体情况进行评估和管理。及时的监测和治疗有助于取得最佳的临床效果。

1.3.4 肾脏良性肿瘤对身体有危害吗？

大多数肾脏良性肿瘤缓慢生长，在较长的时间内可能不会引起临床症状或对身体造成严重危害。许多肾脏良性肿瘤是偶然发现的，通常是在进行其他医学检查时无意中发现。然而，在某些情况下，肾脏良性肿瘤也可能对身体产生一定影响，尤其是当肿瘤较大或存在出血、感染等特殊情况时。一些潜在的危害和影响包括：

（1）疼痛。较大的肾脏肿瘤可能引起腰痛或腹痛，尤其是当肿瘤压迫周围组织时。

（2）高血压。特定类型的肾脏肿瘤，如畸胎瘤，可能与高血压有关。

（3）出血和感染。错构瘤等一些肿瘤可能导致出血，尤其是当瘤体较大、血管破裂时。囊肿也可能导致出血。出血可能引起感染。

（4）影响周围器官。一些较大的肾脏肿瘤可能对周围器官产生压迫，导致器官功能受损。

（5）尿路症状。肾脏囊肿可能导致尿路感染或其他尿路症状。

当然，并非所有的肾脏良性肿瘤都会引起这些问题，许多肾脏良性肿瘤是无症状的。对于有症状或心存疑虑的患者，建议及时就医，医生通常会进行详细的评估，包括影像学检查、生化检查等，以确定肿瘤的性质、大小和位置，并据此制定适当的治疗方案。

对于较小、无症状或生长缓慢的肾脏良性肿瘤，医生可能会选择定期监测，而不是立即进行治疗。这样的策略旨在避免过度治疗，并确保在必要时进行适当的干预。

1.3.5 什么是肾错构瘤？

肾错构瘤又称为肾血管平滑肌脂肪瘤，是一种肾脏良性肿瘤，极少数会恶变，包含了不同类型的细胞，主要由平滑肌细胞、血管和脂肪组织组成。中年女性多见，发病年龄多为 30~60 岁。肾错构瘤主要特征包括：

（1）组织成分。错构瘤包含血管、平滑肌和脂肪组织。

（2）脂肪组织。含脂肪组织成分是错构瘤的显著特征。在影像学检查中，脂肪的存在使得肿瘤呈现出明显的密度差异。超声检查表现为肾肿块呈高回声，而 CT 检查表现为低密度或混合性密度肿块。

（3）出血风险。由于肿瘤内含有丰富的血管，错构瘤有时候可能发生出血，导致患者出现腹痛或血尿的症状。

（4）结节性硬化症。在一些病例中，错构瘤可能与结节性硬化症相关，它是一种遗传性疾病，患者可能出现多个器官的良性肿瘤，包括肾脏、皮肤、中枢神经系统等，约 50% 的患者会伴发肾血管平滑肌脂肪瘤。

大多数肾错构瘤为单发，但部分患者可能同时患有多个肿瘤。通常情况下，肾错构瘤是良性的，生长较慢。对于小而无症状的错构瘤，医生可能会选择通过定期的影像学检查进行监测，而不是立即进行手术。对于较大的、有症状或存在出血风险的错构瘤，可能需要考虑手术治疗。

1.4 认识肾脏恶性肿瘤

1.4.1 肾脏恶性肿瘤有哪些常见类型？

（1）肾细胞癌。肾细胞癌是最常见的肾脏恶性肿瘤，占肾脏恶性肿瘤的大多数。它起源于肾小管的上皮细胞，分为几个亚型，包括最常见的肾透明细胞癌、乳头状肾细胞癌和肾嫌色细胞癌等。

（2）肾盂癌。肾盂癌是起源于肾盂部位的肿瘤，最常见的组织病理学类型是尿路上皮癌，还包括鳞状细胞癌、腺癌等。

（3）肾母细胞瘤。肾母细胞瘤是一种罕见的、儿童中最常见的肾脏恶性肿瘤。它起源于肾脏的胚胎组织，通常在儿童期被诊断。

(4) 肾肉瘤。肾肉瘤是一种罕见的肾脏恶性肿瘤，起源于幼稚的间叶组织。它通常发生在儿童和年轻人中，并具有高度侵袭性。

每种肾脏恶性肿瘤都有其特定的病理学和临床特征。肾脏恶性肿瘤的治疗方法包括手术、放疗、化疗、靶向治疗和免疫疗法，具体的治疗方案取决于患者情况和肿瘤类型。早期诊断和治疗肾脏恶性肿瘤，可以提高患者预后。

1.4.2 什么是肾癌，有哪些类型？

肾癌是指起源于肾脏的恶性肿瘤，也称为肾细胞癌。肾癌是最常见的肾脏恶性肿瘤，占肾恶性肿瘤的85%。主要的肾癌类型包括：

(1) 常见类型肾细胞癌

①肾透明细胞癌。它是肾癌最常见的病理类型，约占肾细胞癌的70%~80%。通常起源于肾小管的上皮细胞。显微镜下典型的病理特征为肿瘤细胞富含糖原和脂质，故胞质呈透明样。

②肾乳头状癌。肾乳头状癌约占所有肾细胞癌的10%~15%，起源于肾小管。显微镜下典型病理特征表现为肿瘤细胞形成小乳头状突起，有时与遗传因素有关。

③肾嫌色细胞癌。肿瘤起源于远端肾小管，约占肾细胞癌的5%~7%。显微镜下表现为肿瘤细胞呈圆形或多边形，胞质呈半透明细网状。肿瘤生长缓慢，具有假包膜，预后好于肾透明细胞癌和肾乳头状癌。

(2) 少见类型肾细胞癌

①多房囊性肾细胞癌。起源于肾小管上皮。肿瘤呈大小不等的囊状，中间有分隔，囊肿分隔及囊壁可呈不规则增厚或伴有结节。可能与遗传因素、肥胖、吸烟等有关。

②肾母细胞瘤。肾母细胞瘤主要发生于儿童，通常在3岁以下。它是儿童中最常见的肾脏肿瘤。

③Xp11.2易位/TFE3基因融合相关性肾癌。该病特点为基因组具有Xp11.2位点发生平衡易位，导致TFE3融合基因形成，影响基因的转录调节，从而形成肿瘤。

④未分化癌。这是一种无法归类为透明细胞或乳头状的变异型肾癌，它的细胞形态不典型，包括肉瘤等肿瘤。

其他还包括集合管癌、肾髓质癌等。

1.4.3 什么是肾透明细胞癌，什么是肾乳头状癌，什么是肾嫌色细胞癌？

（1）肾透明细胞癌。它是肾脏恶性肿瘤的一种类型，属于肾细胞癌的一种常见亚型。该肿瘤起源于肾小管上皮细胞。显微镜下组织切片显示肿瘤细胞的胞质清亮、透明。肾透明细胞癌约占肾细胞癌的70%～80%。它可能与长期暴露于某些致癌物质、遗传因素或患有特定遗传疾病有关。

（2）肾乳头状癌。肾乳头状癌是另一种肾细胞癌亚型。这种类型的癌症在组织切片中呈现为肿瘤细胞形成小乳头状突起。肾乳头状癌约占肾细胞癌的10%～15%。与肾透明细胞癌相比，肾乳头状癌通常具有较好的预后。它还包括两个主要亚型，即类型Ⅰ和类型Ⅱ，两者具有不同的病理学特征和临床表现。

（3）肾嫌色细胞癌。其在肾细胞癌中约占5%。这种类型的癌症在组织切片中表现为肿瘤细胞呈圆形或多边形，胞质半透明状，胞核周围常形成空晕。肾嫌色细胞癌通常生长较慢，预后相对较好，但仍然需要适当的治疗。

以上三种肾癌类型在病理学、临床表现和治疗方案上存在差别。具体治疗方案的选择通常依赖于肿瘤的类型、分级、分期以及患者的整体健康状况的综合分析。

1.4.4 肾癌的典型症状及征象有哪些？

肾癌的症状和征象因人而异。早期肾癌多无典型临床表现；晚期肾癌可表现为肾癌"三联征"——血尿、腰痛、腰腹部肿块。以下是肾癌的一些典型症状和征象：

（1）血尿（尿液中有血液）。这是肾癌最常见的症状之一。血尿可能是肉眼血尿，也可能为镜下血尿。说明肿瘤可能侵犯肾脏集合系统。

（2）腰痛或腹痛。肿瘤的生长可能导致腰部或腹部疼痛或不适感，通常发生于一侧。血块堵塞输尿管时可出现肾绞痛。

（3）肿块或包块。有时肾脏肿瘤肿大或位于肾下极时，可于腹部或腰部触及肿块。

（4）疲劳和体重减轻。肾癌患者常常感到疲劳。部分患者会在无明显原因的情况下出现体重下降。

（5）发热。部分患者出现发热，可能是与肾癌引起的炎症或感染有关。

（6）高血压。部分肾癌患者出现高血压，与肿瘤释放的影响血压的物质有关。

（7）阴囊坠胀或下肢水肿。肿瘤较大压迫精索静脉，会导致回流障碍，从而引发精索静脉曲张。当下腔静脉受压迫或癌栓形成，可能会出现下肢水肿、肝功能异常等情况。

（8）贫血。表现为乏力、虚弱和气短等症状。

（9）恶病质。晚期肾癌患者出现恶病质，表现为患者消瘦、食欲差。

（10）远处转移症状。当肿瘤转移到肺、脑、骨骼时，可能出现咳嗽、头痛、骨痛等症状。

以上症状并非肾癌的专属症状，早期肾癌通常无症状。由于肾癌的症状为非特异性，所以一旦出现上述症状需引起重视，建议尽早就医进行全面的检查和评估。

1.4.5　肾癌会出现腰痛吗？

腰痛是肾癌患者常见的症状之一。由于肾脏位于腰部，肿瘤的生长和扩散可能导致腰痛或腹痛。肾癌导致腰痛可能有以下一些原因：

（1）肿瘤压迫和侵袭。肿瘤在生长过程中可能压迫周围组织、器官、神经和其他结构，引发疼痛感。特别是肿瘤较大或侵犯周围组织，腰痛可能更明显。

（2）腰部淋巴结受累。肿瘤扩散至腰部淋巴结可能引起疼痛。淋巴结是身体免疫系统的一部分，当肿瘤扩散至淋巴系统时，局部出现淋巴结肿大、疼痛。

（3）神经受损。肿瘤扩散至附近的神经组织可能导致神经受损，引起疼痛。通常这种疼痛为慢性的，并可能向腰部和其他部位放射。

（4）炎症和出血。肾癌引起肾组织的炎症和出血，可能出现腰痛。在肾癌组织坏死或溃疡时，疼痛可能加剧。

1.4.6　出现血尿一定是肾癌吗？

出现血尿并不一定意味着患有肾癌。血尿虽是肾癌的常见症状之一，但也可能是其他原因所致。可能导致血尿的原因有：

（1）尿路感染。泌尿系统感染，如急性膀胱炎、肾盂肾炎、前列腺炎及精囊炎等，都可能导致血尿。急性膀胱炎患者会出现膀胱刺激症状，即尿频、尿急、尿痛；急性肾盂肾炎患者会出现畏寒、发热、腰痛及膀胱刺激症状。

（2）泌尿系统结核。多为终末血尿，也可为全程血尿，患者出现午后低热、盗汗伴有膀胱刺激症状。如患者未经抗结核治疗，其尿频症状会逐渐加重。

(3) 尿路结石。尿路结石在下移的过程中划破肾盏、肾盂、输尿管、膀胱及尿道均会导致血尿，特别是在活动后。

(4) 前列腺增生。患者可能会出现血尿，有时为无痛性肉眼血尿。

(5) 泌尿系统肿瘤。肾癌、肾盂癌、输尿管癌、膀胱癌、前列腺癌患者都可能出现血尿，血块如果堵塞输尿管、膀胱，患者可能会出现疼痛。

(6) 泌尿系统损伤。泌尿系统损伤可能出现血尿。

(7) 肾小球源性血尿。肾小管、肾间质疾病可能引起血尿。

(8) 免疫和自身免疫性疾病。包括结节性多动脉炎、系统性红斑狼疮等。

(9) 心血管疾病。如先天性血管畸形、血管硬化等。

(10) 胡桃夹综合征。患者左肾静脉受到腹主动脉和肠系膜上动脉挤压，导致左肾静脉血液回流受阻，使肾盂内静脉曲张、渗血，从而出现血尿。

(11) 血液病及肝硬化。患者表现为凝血功能及血小板异常，可能会出现血尿。

(12) 运动性血尿。此类血尿多在剧烈运动后出现。

(13) 药物。某些药物可能导致血尿，例如抗凝血药物或非甾体抗炎药。

(14) 其他原因导致的血尿。

可导致血尿的原因众多，可为肿瘤性和非肿瘤性。一旦发现血尿，需要及时到医院就诊，以便明确血尿原因，给予针对性治疗和处理。

1.4.7 肾癌可以摸到肿块吗？

一般情况下，并非所有肾癌患者都能直接触摸到腹部或背部肿块。当肾脏肿瘤较小、位于肾脏上极、患者肥胖或全身水肿时，不容易触摸到肿块。

当肿瘤生长到一定体积的时候，可在腹部及背部触及肿块。另外，若是肿瘤位于肾脏下极且患者消瘦，此时比较容易触及腹部或腰部肿块。儿童肾母细胞瘤的诊断多因无意中发现腹部肿块而就诊。另外，肾癌发生破裂出血，导致肾周血肿形成，患者出现腹痛、腰背部疼痛不适时，也可能触及腹部或背部肿块。肿块一般质地硬，表面光滑，随呼吸而移动，多无触痛。当肿瘤侵犯周围组织、脏器时，肿块活动度小或固定。

腹部或腰部可触及肿块并非都是肾癌，也可能为肾囊肿、肾积水、肾积脓及腹膜后肉瘤、纤维瘤等。一旦发现腹部或腰部异常肿块，应及时就诊，以明确肿块的性质。

1.4.8 肾癌的肾外表现有哪些，为什么会出现？

肾癌的肾外表现是指肾癌对身体其他部位或系统的影响，通常是由于肿瘤扩散或释放某些物质所致。肾癌的肾外表现多样：

(1) 血管侵犯。肾癌可能侵犯附近的大血管，如肾静脉、下腔静脉，导致血管受压或阻塞，可能引起高血压或其他循环系统问题。

(2) 肾上腺转移。肾癌直接侵犯邻近的同侧肾上腺，为 T4 期肾癌，影响肾上腺分泌功能。如果双侧肾上腺大部分受侵犯，表现为肾上腺皮质功能减退，患者出现皮肤灰暗、全身乏力、精神萎靡、食欲下降等。

(3) 淋巴结转移。肾癌可以通过淋巴系统扩散至周围淋巴结，导致肾门、下腔静脉旁、腹主动脉旁淋巴结肿大。

(4) 骨转移。肾癌扩散到骨骼可能导致骨质破坏，引起骨疼痛、骨折和骨骼的异常增生。骨转移通常发生在脊椎、骨盆、肋骨和长骨等部位。脊柱转移可能压迫脊髓神经，产生放射性疼痛，严重者出现截瘫。

(5) 肺转移。肾癌可能通过血液或淋巴系统扩散至肺部。肺转移可能引起呼吸困难、咳嗽和胸痛等症状。

(6) 肝转移。肾癌在晚期可能通过血液转移到肝脏，导致肝脏功能异常，引起黄疸、腹胀和腹痛等症状。

(7) 脑转移。肾癌转移至脑部，导致头痛、呕吐、视力下降及精神异常等。

肾癌的肾外表现主要是由于肿瘤扩散到邻近组织或远处器官引起的，通常发生于肾癌晚期患者。肾癌的病理生理机制复杂，涉及由肿瘤细胞产生的生物活性物质，如生长因子和激素等，以及肿瘤对周围组织和血管的直接侵犯。

1.4.9 肾癌会导致尿毒症吗？

肾癌本身一般不会导致尿毒症。尿毒症是由于肾脏功能严重受损，无法有效清除体内代谢废物、维持水和电解质平衡而引起的一种病理状态，是肾功能衰竭的终末期表现。正常情况下，两侧肾脏只要一侧功能正常，一般不会导致尿毒症。肾癌与尿毒症是两种不同的疾病。肾癌在某些特殊情况下可能与尿毒症有关，主要原因是肾癌可能导致肾功能受损或合并有关肾脏的并发症。以下是一些与肾癌相关的可能导致尿毒症的因素：

（1）肾功能受损。肾癌生长破坏正常肾组织，导致肾单位丢失。肾癌肿瘤过大压迫周围正常肾组织，导致肾脏缺血。在肾癌 T3 期，肿瘤侵犯肾静脉或下腔静脉，导致静脉血液回流障碍，肾脏处于淤血、缺氧状态，从而影响肾功能。位于肾门部的肿瘤可能会压迫肾动脉，影响肾脏血液供应，使肾脏处于相对缺血缺氧状态，出现肾功能受损。肾癌晚期患者多伴有消瘦、营养不良、食欲差，会影响肾功能。单肾或相当于单肾状态（对侧肾脏接近无功能状态），如果发生肾癌，则可能导致尿毒症产生。

（2）淋巴结转移。肾癌可能通过淋巴系统转移至腹部淋巴结，影响淋巴液的正常循环，可能导致淋巴液的滞留，增加对肾脏压力，最终导致肾功能受损。

（3）骨转移。肾癌骨转移可能导致骨折和疼痛。当骨折发生时，破碎的骨骼可能释放矿物质和其他废物，可能影响肾功能。

（4）肾脏疾病。由于肾脏本身原因导致肾功能不全，例如糖尿病性肾病、高血压性肾病、慢性肾炎、双肾萎缩等，此类患者发生肾癌，则可能加重肾脏功能损伤，导致尿毒症。

（5）移植肾。手术移植的肾脏发生肾癌，患者处于免疫抑制状态，无论是否手术都会影响肾功能，甚至出现尿毒症可能。

（6）老年患者。老年人机体脏器功能呈潜在下降趋势，肾癌可能会加重肾功能损害。

（7）手术。肾脏为一对器官，当一侧肾脏切除，另一侧肾脏功能不能够满足机体需要时，则可能导致肾功能不全；如果对侧肾脏本身存在基础疾病，则可能导致肾功能衰竭，出现尿毒症。

需要强调的是，肾癌导致尿毒症相对少见，而且通常是在疾病晚期或合并其他严重并发症时发生。如果存在尿毒症的症状，例如尿液减少、肿胀、乏力、恶心、呕吐和混乱等，应该及早就医进行全面的评估和检查。

1.4.10 晚期肾癌的常见转移部位有哪些？

晚期肾癌常见的转移部位包括：

（1）肺部。肺部是肾癌最常见的转移部位之一。癌细胞可以通过血液或淋巴系统转移到肺部。肺转移可能引起呼吸困难、咳嗽、胸痛和咯血等症状。

（2）骨骼。肾癌也经常转移至骨骼，尤其是脊椎、骨盆、肋骨和长骨等部位。骨转移可能导致骨折、骨疼痛以及骨质疏松等症状。

（3）肝脏。肝脏也是肾癌常见的转移部位之一。癌细胞可以通过血液循环到达肝脏，导致肝转移。肝转移可能导致黄疸、腹胀、腹痛和食欲不振等症状。

（4）淋巴结。肾癌可通过淋巴系统扩散至附近和远处的淋巴结，导致淋巴结肿大。

（5）肾上腺。肾癌直接侵犯邻近的肾上腺，导致肾上腺功能异常。

（6）脑部。在少数情况下，肾癌也可能转移到大脑，导致头痛、恶心、呕吐、神经系统症状和认知功能障碍等。

肾癌转移通常发生在疾病进展期，尤其是肿瘤体积增大并且开始扩散时。早期发现和治疗肾癌有助于降低其转移的风险，提高疗效和预后。

1.4.11　双侧肾会同时得肾癌吗？

双侧肾同时得肾癌的情况相对罕见。肾癌多见于一侧肾脏，另一侧肾脏通常不受其直接影响。在一些特殊情况下，双侧肾也可能都受到影响而发生肿瘤。以下因素可能导致双侧肾得肾癌：

（1）遗传因素。遗传因素可能增加发生肾癌的风险。一些遗传性肾癌综合征患者有较高的肾癌发生风险，有时可能影响双侧肾脏。

（2）多发性肾癌。这是指在同一肾脏或两侧肾脏中同时或相继发生的多个独立的肾癌。这种情况可能与遗传基因突变有关。

（3）对侧肾脏转移。在某些情况下，肾癌可能在一侧肾脏开始发生，然后通过血液或淋巴系统转移到对侧肾脏。

（4）同时患有两个独立的肾癌。患者可能同时患有两个独立的肾癌，各自发生在其中一侧肾脏。

双侧肾癌的发生相对较少。对于可能患有肾癌的患者，特别是有家族史或其他潜在风险因素的患者，定期医学检查和全面评估是非常重要的。

1.4.12　基因突变会导致肾癌吗？

基因突变是一个导致肾癌发生的重要因素。以下是与肾癌相关的基因或遗传因素：

（1）VHL基因突变。最常见的遗传性肾癌综合征之一是VHL病，患者染色体

3p25-26VHL基因异常，导致肾细胞癌的发生。这种基因突变也可能与其他恶性肿瘤相关，如脑和脊髓的血管瘤。

（2）MET基因突变。肾癌的发生与MET基因异常有关。MET基因编码一种受体酪氨酸激酶，与遗传性乳头状肾细胞癌的发生和发展存在关联。

（3）FH基因突变。FH基因表达异常使相应FH蛋白功能缺失，从而可能导致肾细胞癌，此类肾癌临床非常罕见。

（4）BAP1基因突变。BAP1基因突变与一种罕见的肾细胞癌亚型有关。

（5）染色体缺失。除了单一基因的突变外，染色体的缺失也与肾癌的发生有关。例如，肾细胞癌通常出现某些染色体的缺失或重排。

需要注意的是，大多数肾癌是非遗传性的。影响肾癌发生的因素还包括吸烟、高血压及肥胖等。

1.4.13 肾脏多发性肿瘤有何特点？

多发性肾脏肿瘤是指在同一肾脏或两侧肾脏中同时或相继发生的多个独立的肿瘤。这种情况相对较为罕见，但一些特定的因素可能与多发性肾脏肿瘤相关。如：

（1）多发性病灶。多发性肾脏肿瘤通常表现为同一个肾脏或两侧肾脏中存在多个同一类型的、独立的肿瘤，这些肿瘤可以同时存在，也可以相继出现。例如多发性肾错构瘤、多发性肾细胞癌。

（2）不同类型的肿瘤。多发性肾脏肿瘤可能包括不同类型的肿瘤，这意味着在同一肾脏或两侧肾脏中可能存在多个肾癌亚型，如BHD综合征。

（3）遗传性倾向。多发性肾癌可能与遗传性因素有关，如VHL病、遗传性平滑肌瘤和肾细胞癌综合征相关肾癌、BHD综合征等。

（4）肾脏转移癌。出现双侧肾脏多发转移，为晚期肿瘤转移所致。

由于多发性肾脏肿瘤患者存在较高的复发和新肿瘤发生的风险，定期的医学监测显得尤为重要，包括定期的影像学检查（如CT扫描或MRI）。对患者家族史和遗传风险须进行仔细评估。治疗方案取决于肿瘤的大小、位置和患者的整体健康状况。

1.4.14 什么是希佩尔-林道综合征（VHL综合征）？

希佩尔-林道综合征，也称为VHL综合征，是一种罕见的常染色体显性遗传性疾病，由染色体 3p25-26 VHL 基因异常所致，可导致多个器官和组织发生肿瘤和囊肿，包括：

（1）肾癌。VHL 综合征最常见的特征是肾细胞癌，也称为肾癌。VHL 综合征患者发生肾癌的风险很高，通常是多发性的，也可见于两侧肾脏。

（2）脑、脊髓血管瘤。可能出现脑和脊髓血管瘤，通常是良性病变，但可能会引起头痛、平衡和协调问题以及神经系统症状。

（3）视网膜血管瘤。出现视网膜血管瘤，可能有出血和视网膜脱落等并发症，影响患者视力。

（4）囊性病变。多个器官发生囊性病变，尤其是肾脏和胰腺，可能引起肾功能受损和疼痛等症状。

（5）其他肿瘤。VHL 综合征还可能导致胰腺神经内分泌瘤、嗜酸性肉瘤、肾上腺嗜铬细胞瘤和睾丸附睾囊性乳头状瘤等。

如果有家族成员被确诊为 VHL 综合征，或者自身出现与 VHL 综合征相关的症状和特征，建议进行遗传学咨询和基因测试来评估个人的风险和管理策略。早期诊断、早期治疗有助于降低并发症的发生风险，改善患者预后。

1.4.15 什么是肾母细胞瘤？

肾母细胞瘤是一种儿童时期最常见的肾脏恶性肿瘤，通常起源于肾脏未成熟胚胎细胞，因此得名"母细胞瘤"。以下是肾母细胞瘤的一些特点：

（1）多见于儿童。肾母细胞瘤是儿童常见的肾脏恶性肿瘤，2～6 岁发病率高（尤其是 3 岁以下），也可在其他年龄段发生。

（2）单侧或双侧发病。大多数肾母细胞瘤为一侧肾脏发病，约 5%～10% 患儿双侧肾脏患病。双侧性肾母细胞瘤通常与某些基因突变或遗传性疾病（如 WAGR 综合征）有关。

（3）胚胎来源。肾母细胞瘤起源于肾胚基细胞，这些细胞本应发展成成熟的肾脏组织。因此，这种肿瘤通常包含未分化的胚胎性细胞。

（4）临床表现。常见症状包括腹部肿块、腹痛、血尿、高血压及发热等，可能是由于肿瘤压迫或侵犯相邻组织所致。

（5）影像学检查。诊断肾母细胞瘤通常需要进行影像学检查，如超声波、CT 扫描或 MRI 检查。这些检查可以确定肿瘤的位置、大小和侵犯范围。

（6）治疗。肾母细胞瘤的治疗通常包括手术切除肿瘤，辅以放疗和化疗。治疗方案会根据肿瘤的特征、病变的扩散程度和患者的年龄等因素而有所不同。

早期诊断和综合治疗肾母细胞瘤，通常会获得较好疗效。多学科合作，包括儿科、外科、放疗科和肿瘤科，对于成功治疗肾母细胞瘤至关重要。

1.4.16 儿童为什么容易得肾母细胞瘤？

肾母细胞瘤是儿童时期常见的肾脏恶性肿瘤，可能与胚胎发育过程中的异常和遗传因素有关。

（1）发育异常。肾母细胞瘤通常与肾小体的胚胎发育异常相关。这些肿瘤可能源于肾脏胚胎阶段未成熟细胞，在儿童发育过程中出现异常增殖。

（2）遗传因素。肾母细胞瘤的发病与遗传因素有关。这种肿瘤可能存在家族性发生的倾向，尤其是双侧性肾母细胞瘤。

（3）基因突变。一些患有罕见的遗传性疾病或综合征，如 WAGR 综合征（临床表现包括肾母细胞瘤、先天性白内障、生长迟缓和智力发育迟缓）的患儿更容易发生肾母细胞瘤。这些综合征通常存在特定基因的突变。

（4）发育环境。肾母细胞瘤的发生可能也与胎儿发育环境有关。母体在怀孕期间受到某些环境因素或毒素的影响可能增加儿童发生肾母细胞瘤的风险，尽管这些因素尚未完全确定。

（5）免疫系统和遗传倾向。儿童的免疫系统尚未完全成熟，可能更容易受到肿瘤的影响。此外，某些家族中存在的遗传倾向也可能增加肾母细胞瘤的发病率。

虽然这些因素有助于我们理解为什么儿童更容易患肾母细胞瘤，但对于目前肾母细胞瘤的确切发病机制尚未完全研究清楚。定期医学检查和监测有助于早期发现肿瘤。早期诊断、及时治疗对于提高预后和治愈率至关重要。

1.4.17 肾母细胞瘤的临床表现有哪些？

肾母细胞瘤的临床表现可以因患者年龄、肿瘤的大小和位置而有所不同。

（1）腹部肿块。这是最常见的症状之一。家长或医生可能在孩子的腹部触摸到一个肿块，通常是无痛的。

（2）腹痛。孩子可能经历腹痛，特别是在肿瘤增大压迫或侵犯相邻组织时。

（3）血尿。孩子出现血尿，尿液呈现粉红色或深红色，说明肿瘤侵犯到肾脏集合系统。

（4）高血压。肾母细胞瘤可能影响肾脏功能，导致高血压的发生。

（5）发热。一些患者可能在肿瘤坏死或感染时经历发热。

（6）体重减轻。孩子由于食欲不振或代谢变化可能会出现体重减轻。

（7）呕吐。如果肿瘤影响到消化系统，患者可能出现呕吐。

（8）疲劳。肾母细胞瘤可能导致贫血或其他代谢异常，使患者感到疲劳。

如果家长怀疑孩子可能患有肾母细胞瘤，应该尽早带孩子就医进行全面的评估和确诊。儿科医生通常会进行详细的病史询问、体格检查及影像学检查，如超声波、CT扫描或MRI检查来确认诊断。早期诊断、早期治疗对于提高患者的治愈率至关重要。

1.4.18 儿童怎样早期发现肾母细胞瘤？

早期发现肾母细胞瘤对于控制肿瘤和提高预后至关重要。以下方法有助于早期发现肾母细胞瘤：

（1）定期体检。定期体检对早期发现儿童健康问题具有重要价值。医生检查儿童的身体状况，包括腹部的触诊，可能发现腹部肿块。

（2）家族史。如果家族中有肾母细胞瘤或其他相关疾病的病例，医生会提高警惕，更加密切地监测儿童的健康状况。

（3）关注症状。家长应该关注孩子是否出现与肾母细胞瘤相关的症状，如腹部肿块、腹痛、血尿、高血压等。如果出现这些症状，应及时就医。

（4）定期尿检。定期尿液检查能发现血尿、蛋白尿等异常情况。

（5）影像学检查。如果医生怀疑患肾母细胞瘤，会进行相关影像学检查，如超声波、CT扫描或MRI检查。这些检查有助于确定是否存在肿瘤及肿瘤大小、位置、侵犯范围等。

（6）定期眼科检查。肾母细胞瘤是部分遗传性疾病综合征的一个临床表现，包括WAGR综合征，可能还存在视网膜血管瘤，因此定期眼科检查是必要的。

（7）定期测量血压。肾母细胞瘤可能导致高血压，定期测量血压可以帮助医生监测儿童的健康状况。

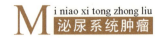

定期体检和关注相关症状是早期发现疾病的关键。如果孩子存在相关症状或风险因素，家长应及时咨询医生，以获取专业的建议和评估。

1.5 肾癌的诊断

1.5.1 肾癌诊断方法有哪些？

诊断肾癌的方法通常包括临床评估、影像学检查和实验室检查。

（1）病史和体格检查。医生会详细询问患者的病史，包括症状的持续时间、疼痛、体重变化等。常规进行腹部检查，确诊是否存在腹部肿块。

（2）影像学检查，包括超声造影、CT扫描和MRI检查。超声造影是一种简单、实用、经济、实惠的无创检查方法，可以发现肾脏肿物及观察其大小、形状和位置。CT及MRI检查能够提供更详细的图像，有助于确定肾脏肿物的性质、是否侵犯邻近组织及有无转移，了解是否存在肾静脉、下腔静脉癌栓，还可用于检查是否存在脑转移。

（3）肾动脉造影。这是一种通过注射对比剂来显示肾脏动脉和静脉的检查方法，可用于评估肾脏肿物的血供情况。

（4）胸部X线或CT扫描。用于检查是否存在肺转移。

（5）全身骨扫描。用于检查是否存在骨转移。

（6）生物标志物检测。血液和尿液中的一些特定生物标志物在肾癌的诊断中起到辅助作用，如神经特异性烯醇化酶、癌胚抗原及铁蛋白等。

（7）组织活检。在一些情况下，医生需要进行肾脏组织穿刺活检，以确认肿瘤性质。多用于不能手术，在放化疗、靶向治疗或射频消融治疗前需明确病理的肾肿物患者。肾脏穿刺活检一般多在局部麻醉下采用超声波或CT引导。

诊断肾癌需要由经验丰富的医生或肾癌专科团队进行综合评估。综合利用上述方法，医生可以全面了解肾癌的性质、分期，有助于选择最优的治疗方案。

1.5.2 什么是小肾癌，如何早期诊断？

小肾癌通常是指肿瘤直径较小，一般小于4 cm。小肾癌肿瘤体积小，多无明显的临床症状，有时与其他肾脏肿瘤不易分辨。小肾癌也可能出现远处转移（转移性癌），因此早期诊断小肾癌非常重要。以下是早期诊断小肾癌的方法：

（1）小肾癌可能表现为血尿、腰部疼痛不适等症状，一旦发现这些异常，应及时到医院就诊，进行相关检查。

（2）随着人们健康意识的增强，越来越多的人定期进行常规体检，可以早期发现小肾癌。小肾癌早期多无症状，因此其多是偶然发现的。

（3）影像学检查是诊断小肾癌的常用手段，包括超声造影、CT 扫描、MRI 检查等。

超声造影是一种简单、经济、无创、无放射性的检查方法，常用作肾脏筛查，能够早期发现肾脏肿物，也可定期检测肾脏病变。对于有鉴别诊断困难的肾脏肿物，可以进行超声造影检查以进一步明确诊断。

CT 平扫联合增强扫描可以多截面、多时相、多维度观察肾脏肿瘤性病变，获得更为详细的图像信息，有助于确定肾脏小肿瘤的位置、大小和性质。

MRI 能够提供高分辨率的肾脏肿瘤图像，对于小肾癌的检测同样具有敏感性。MRI 常用于对含碘造影剂过敏、对 X 线放射性有顾虑的患者及孕妇。

肾动脉造影是一种通过注射造影剂来显示肾脏动脉和静脉的检查方法，有时可发现小肾癌的营养血管。

（4）生物标志物检测也可用于早期诊断小肾癌。检测血液和尿液中的一些特定生物标志物，可能有助于发现小肾癌。但它并不是常规的诊断工具。

不管生物学标志物还是影像学检测怀疑小肾癌可能，确诊均需要组织病理学依据。

1.5.3 穿刺活检在肾癌诊断中有什么作用？

一般情况下，肾脏肿瘤倾向于通过影像学检查来诊断，确诊多依靠术后病理学检测，而不是通过穿刺活检。穿刺活检在肾癌诊断中具有一定作用，需要严格把握肾脏穿刺适应证。以下是肾脏穿刺活检在肾癌诊断中的作用、适应证及注意事项：

（1）作用

①诊断。穿刺活检可以提供肾脏肿瘤组织样本，通过病理学分析来确认是否为癌症，以及确定肿瘤病理类型。

②分级。活检可以确定肿瘤分级，即肿瘤的恶性程度，这有助于制定更精准的治

疗方案。

（2）适用条件

①不确定性病例。肾脏肿瘤体积较小，影像学检查无法明确肿瘤性质且不准备手术者，可以考虑选择穿刺活检。

②肾脏肿瘤非手术治疗前评估。射频消融治疗前、放疗前、化疗前及靶向治疗前，均可考虑选择穿刺活检。

（3）注意事项

①困难性。肾脏位置较深，其周围有胸膜、肠管、肝脏、脾脏、胰腺及血管。对于肾脏上极、肾门部及腹侧小肾肿瘤来说，穿刺尤为困难。肾脏肿物穿刺活检可能无法获取足够的组织样本，特别是肿物呈囊性变时。

②风险。肾脏穿刺活检可能导致肾脏出血、感染、邻近脏器损伤、血管损伤。另外，还可能导致肿瘤种植转移，虽然发生概率较低。

③低特异性。由于肾脏的解剖特点，穿刺活检的组织样本不够全面，无法代表全部肿瘤的性质，导致诊断的特异性较低，例如肾脏多发性肿瘤。因此，患者在考虑是否进行活检时需要仔细权衡利弊。

总体而言，对于肾癌的诊断，影像学检查通常是首选方法。在特定情况下，穿刺活检是有益的。是否采用肾脏肿物穿刺活检应该由医生根据患者的具体情况、临床需要及患者意愿来做出决定。

1.5.4 什么样的肾癌病人需要做基因检测？

基因检测也常用于肾癌，有助于了解病因、预测疾病进展、指导治疗选择以及评估患者的遗传风险。以下情况可能需要考虑进行基因检测：

（1）家族史。如果患者有明显的家族史，即其家族中其他成员发生肾癌或相关疾病，提示存在遗传性肾癌的可能性，进行基因检测有助于确定是否存在肾癌相关基因突变的遗传风险。

（2）早发型肾癌。年轻患者发生肾癌，可能与基因突变有关。早发型肾癌患者可能需要进行基因检测以确定是否存在遗传性因素。

（3）多发性肾脏肿瘤。如遗传性多发性肾癌或BHD综合征等，可能导致患者肾脏出现多发性肿瘤。对于此类患者，基因检测有助于确诊疾病和制定治疗规划。

（4）遗传性肾癌。VHL病、遗传性平滑肌瘤和肾细胞癌综合征及BHD综合征等与肾癌的发生有关，基因检测可以提供更准确的诊断信息和治疗指导。

（5）治疗选择。基因检测的结果可能影响治疗选择。例如，某种靶向药物可能更适合治疗特定基因型的肾癌。因此，了解肾癌的分子病理学特征可以帮助医生更有针对性地选择治疗方案。

（6）复发或难治性肾癌。对于复发或难治性肾癌患者，基因检测可能有助于了解肿瘤发展的分子机制，从而指导进一步的治疗策略。

（7）耐药肾癌。肾癌在治疗过程中出现耐药现象，基因检测可能有助于指导治疗方案的调整。

在决定进行基因检测之前，建议患者与医生进行详细的讨论，包括家族史、疾病历史及可能的遗传风险。基因检测的结果能够提供准确的疾病基因信息，有助于针对性指导治疗方案的制定与调整。

1.5.5　肿瘤标志物升高能诊断肾癌吗？

肿瘤标志物是一种特定类型肿瘤可能出现的异常生物分子，对肾癌具有一定的辅助诊断意义。诊断肾癌通常并不以肿瘤标志物水平高低来判断，而主要是依据影像学和病理学的检测结果。对于肾癌，常用的肿瘤标志物包括：

（1）CA-IX。CA-IX是一种酶，在维持酸碱平衡以及在一些生理和病理状态下发挥重要作用。CA-IX是肾细胞癌常见标志物，但在其他细胞癌中也可能会表达，因此，CA-IX不能被单独用作肾癌的确诊指标。

（2）癌胚抗原（Carcinoembryonic antigen，CEA）。CEA广泛用于评估多种恶性肿瘤，但对肾癌的敏感性和特异性相对较低。

（3）免疫组化检测。通过免疫组化方法检测组织特定蛋白质的表达水平，如Ki-67和p53等，有时可以提供有关肾癌类型和预后的信息。

肿瘤标志物在某些肾癌中可能升高，但并不能作为诊断肾癌的唯一指标。肾癌的确诊通常需要结合影像学检查（如超声造影、CT扫描或MRI检查）和组织学检查（通过肾脏穿刺活检或手术切除活检）。

1.5.6　囊性肾癌与肾囊肿是一回事吗？

囊性肾癌和肾囊肿是两种不同的疾病，尽管它们名称存在相似之处，但在疾病性质和治疗方面存在显著区别。

肾囊肿是一种较为常见的肾脏良性疾病，多起源于肾小管，形成囊状结构，其内充满清亮液体。通过影像学检查（如超声造影、CT扫描或MRI检查）能够发现肾囊肿。大多数肾囊肿不需要手术治疗。若肾囊肿体积较大，患者出现腰痛、感染、出血、高血压或输尿管梗阻等症状时，需要手术治疗。

囊性肾癌是一种低度恶性肾细胞癌，生长相对缓慢，通常表现为肾脏内部的囊泡，其内充填液体，多有分隔，常为偶然发现。CT检查可见肾脏囊肿，分隔不均匀增厚和强化，有时可见强化结节。此型肿瘤早期多无症状，好发生在中、老年人，也见于年轻人。男、女均可发病。囊性肾癌确切的发病机制尚不清楚，可能与肾囊肿壁发生恶变、肾小管肿瘤、肾癌坏死囊性变等有关。

囊性肾癌与肾囊肿比较，其囊性结构具有不同的特点，包括囊内分隔、形状不规则等。较小的肾囊肿采用保守治疗，定期医院复诊。比较大的肾囊肿，出现腰痛、血尿、感染及影响肾功能等情况时，需要手术治疗，多采用肾囊肿去顶减压术，也可以考虑肾囊肿硬化剂治疗。囊性肾癌通常需要通过组织学检查（如肾脏穿刺活检或手术切除活检）来进行确诊。治疗囊性肾癌的方法可能包括手术切除、靶向治疗和放疗等，取决于肿瘤的类型和临床特征。

1.5.7 尿液常规检测能发现早期肾癌吗？

尿液常规检测通常不能直接发现早期肾癌，因为肾癌释放出的特定肿瘤标志物通常不会在尿液中。然而，尿液检测在排除与泌尿系统相关的问题、评估肾功能及对某些症状进行初步筛查方面仍然是有用的。以下是尿液检测在与肾癌相关的一些方面的应用：

（1）血尿。肾癌患者可能出现血尿（血尿是尿液呈现粉红或红色的现象，也可能为镜下血尿）。血尿是肾癌的一个症状，但血尿并非肾癌的专属特征，也可能为其他原因所致。所以，对于血尿，需要进一步检查以明确其原因。

（2）尿液细胞学检查。尿液的细胞学检查有时可以检测到异常细胞，但通常是在肾癌进展时才能检测到，一般不能用于早期诊断。

虽然尿液检测对于早期肾癌的直接诊断价值有限，但对于评估肾功能、排除其他泌尿系统问题以及评估是否血尿仍然有价值。如果存在与肾癌相关的症状，如血尿、腹痛等，医生通常会依据临床症状、影像学检查（如超声造影、CT 扫描或 MRI 检查）结果来进行全面的评估。

1.6 肾脏肿瘤的治疗方式

1.6.1 肾脏良性肿瘤的治疗方式有哪些？

肾脏良性肿瘤通常呈非癌性生长，其中最常见的是肾囊肿。肾脏良性肿瘤通常无症状，多不需要治疗。然而，对于体积较大、引起症状或与其他健康问题有关的良性肿瘤，可能需要采取治疗措施。以下是一些常见的肾脏良性肿瘤治疗方式：

（1）观察和监测。对于体积小、无症状的肾脏良性肿瘤，可以通过定期的影像学检查（如超声造影、CT 扫描或 MRI 检查）来进行监测。

（2）手术切除。如果肿瘤较大、引起症状或存在恶变的风险，医生会建议手术切除。手术方式包括肾肿瘤剜除术、部分肾脏切除术或全肾脏切除术，具体方式取决于肿瘤的位置、大小和患者的整体健康状况。

（3）穿刺抽吸。对于肾脏囊性良性肿瘤，可通过穿刺抽液以缓解症状。这种方法常用于对症治疗，而不能治愈。为了防止肾囊肿复发，可在抽液后注射硬化剂。

（4）介入治疗。对于一些特殊类型的肾脏良性肿瘤，也可以考虑行介入治疗，例如选择性肾动脉栓塞术、经皮射频消融或经皮微波治疗。

（5）药物治疗。肾脏良性肿瘤通常不需要药物治疗。但对于某些特殊的肾脏良性肿瘤，医生可能会考虑使用药物来缓解症状或控制肿瘤生长。单肾或双肾多发肾错构瘤患者使用依维莫司，可以控制肿瘤生长，待肿瘤缩小后再行手术治疗，有利于降低手术风险。

对于肾脏良性肿瘤，选择治疗方案需要综合考虑，主要取决于肿瘤大小、患者健康状况以及症状的严重程度，医生会根据患者的具体情况制定最合适的治疗方案。

1.6.2 肾脏恶性肿瘤的治疗方式有哪些？

治疗肾脏恶性肿瘤的方式取决于多种因素，包括肿瘤类型、大小、分级、扩散程度，以及患者的整体健康状况。以下是常见的肾脏恶性肿瘤（主要是肾细胞癌）的治疗方式：

（1）手术切除。手术是大多数肾细胞癌的首选治疗手段，切除方式包括肾脏部分或全部切除。手术方式的选择非常重要，需要严格把握各种术式的适应证。对于早期发现的小肾癌，首选肾脏部分切除术，以尽可能多保留正常肾脏组织。

（2）介入治疗。涉及各种消融治疗，包括射频消融、冷冻消融及高强度聚焦超声消融等，需要严格把握消融治疗的适应证，常用于不适合进行手术治疗的小肾癌患者。

（3）放疗。放疗治疗肾细胞癌的作用相对有限，因为肾脏对放疗不敏感。然而，在某些情况下，放疗仍可能用于控制肿瘤的相关症状或减少远处转移引起的疼痛，如肾癌肺转移、骨转移、脑转移或区域淋巴结转移等。

（4）化疗。化疗对肾细胞癌的治疗效果较差，在某些特定的情况下可能被考虑，例如化疗联合免疫治疗。

（5）靶向治疗。肾癌靶向治疗就是利用分子靶向药物针对肾癌发生信号通路上的某个或多个靶点进行阻断，从而发挥抗肿瘤的作用。靶向治疗主要以抗血管生成和抗细胞增殖为主要靶点，包括 VEGF 通路和 mTOR 通路等。分子靶向药物可以用于治疗晚期、难治性或转移性肾细胞癌。

（6）免疫疗法。免疫疗法就是通过激活或增强患者的免疫系统，使其攻击癌细胞的方法。既往选择白介素 2、干扰素 α，目前多选择免疫检查点抑制剂，如 PD-1 和 PD-L1 抑制剂等。今后还将会出现新型肿瘤疫苗、CAR-T 细胞治疗等。

肾癌的治疗方案通常是根据肿瘤特征和患者情况综合决定的。在制定治疗计划时，医生会综合考虑多种因素，以期达到最佳的疗效。

1.6.3　肾脏肿瘤可以保守治疗吗？

保守治疗通常是指采取监测和观察的策略，而不立即进行主动治疗。对于肾脏肿瘤，是否采取保守治疗取决于多种因素，包括肿瘤的性质、大小、位置、患者的整体健康状况以及是否有症状等。以下是一些可能选择保守治疗的情况：

（1）体积小、无症状的肾脏肿瘤。对于早期发现的体积较小、无症状的肾脏肿瘤，如果通过影像学检查不能判定肾脏恶性肿瘤可能性的话，医生可能会选择通过定期的影像学检查来进行监测。

(2) 老年患者或患有其他严重疾病的患者。对于一些老年患者或同时患有其他严重疾病的患者，可能会考虑采取保守治疗策略，避免出现额外的手术风险。

(3) 孤立肾肿瘤。患者担心肾脏全切除和血液透析风险，在这种情况下，医生可能会选择监测肿瘤的生长情况，采取保守的治疗策略。

(4) 患者拒绝手术或不适合进行手术。有些患者可能由于个人原因或健康状况不适合进行手术，此时可以考虑采取保守治疗策略，通过定期监测肿瘤来评估状况。

保守治疗并非适用于所有肾脏肿瘤。对于肾脏恶性肿瘤患者来说，及时治疗，防止肿瘤的进一步生长和扩散特别重要。最终的治疗决策应该由医生和患者充分沟通，根据具体情况和个体差异来确定。

1.6.4 什么是根治性肾切除术、肾部分切除术以及姑息性肾切除术？

根治性肾切除术是一种常用的治疗肾脏恶性肿瘤的手术方法。手术适应证包括肾肿瘤体积比较大、位于肾门部或临床分期相对晚的肾癌患者。手术方法分为开放性及微创手术，后者包括多孔腹腔镜手术、单孔腹腔镜手术及机器人辅助手术。根据手术入路不同，分为经腹腔入路和经腹膜后入路两种。术中切除整个肾脏以及相邻的脂肪等组织。根治性肾切除术的切除范围包括：

(1) 切除整个肾脏。手术切除整个患肾，包括肾实质（包括肾小管、血管和淋巴结）、肾盂、与肾脏相连的部分输尿管及肾周脂肪。

(2) 淋巴结清扫。肾癌根治性切除术一般不做区域或扩大淋巴结清扫术。如果术前发现区域淋巴结肿大或术中触及肿大淋巴结，可行肿大淋巴结切除术，以明确有无淋巴结转移，精确进行临床分期。

(3) 肾上腺切除。如果肾癌侵犯肾上腺或术前影像学检查提示肾上腺异常，术中需要切除同侧肾上腺。一般情况下通常保留同侧肾上腺。当肿瘤位于肾脏上极时，肿瘤侵犯肾上腺的概率大。

根治性肾切除术是一种彻底的手术方法，适用于那些肾脏肿瘤较大或临床分期晚的患者。对于体积小而局限的肾细胞癌，部分肾脏切除也是一种有效的治疗选择，尤其是需要尽可能多保留正常肾组织时。选择根治性肾切除术还是肾部分切除术取决于多种因素，包括肿瘤的大小、位置、类型、分期及患者的身体健康状况。医生会综合考虑这些因素，为患者制定最适合的治疗计划。患者术后通常需要进行定期随访和监测。

肾部分切除术又称为部分肾脏切除或保留肾单位手术，是一种用于治疗肾脏肿瘤的手术方法，需要严格把握肾部分切除术适应证。与根治性肾切除术不同，肾部分切除术仅切除包含肿瘤的一部分肾脏，尽量多保留正常肾脏组织。

姑息性肾切除术是一种对于肾癌晚期患者的姑息性治疗手段，可能还包括转移灶的姑息性切除术。姑息性手术的目的不是为了治愈癌症，而是为了缓解患者的症状、提高生活质量或延长患者的寿命。这种手术通常应用于肾脏肿瘤已扩散到其他器官或对周围结构产生压迫引起疼痛、出血等情况的患者。

医生在做出姑息性肾切除术的决策前，会仔细评估患者的病情、症状的严重程度及患者对治疗的期望值。姑息性手术通常只是综合治疗的一部分，患者可能还需要其他治疗，包括靶向治疗、免疫治疗、放疗及镇痛治疗等。需要注意的是，姑息性肾切除术并不适合所有肾癌晚期患者，而是在特定情况下的个体化选择。治疗决策应该是患者、家属和医疗团队共同协商的过程，最终目标是使患者获益最大化。

1.6.5 肾部分切除术包括哪些步骤？

肾部分切除术的步骤包括：

（1）定位肿瘤。医生首先通过影像学检查确定肿瘤的位置、大小及与血管的关系，然后再确定手术路径。如果为偏腹侧肾癌，经腹腔路径手术可能性大。如果为肾表面无明显凸起的肾癌，术中需要彩超进行精准定位。

（2）手术切除肿瘤。手术需要完整切除肾脏肿瘤及其周围部分正常肾脏组织。

（3）缝合肾脏伤口。肾肿瘤被完整切除后，医生会缝合肾脏伤口。

1.6.6 肾部分切除术的主要优势包括哪些？

（1）保留正常肾脏组织。与根治性肾切除术相比，肾部分切除术能尽量多保留正常肾脏组织，对维持肾功能和减少术后慢性肾脏病发生的风险非常重要。

（2）适用于特定患者。通常适用于体积较小、局限性的肾癌患者，也适用于孤立肾肾癌、对侧肾功能不全及双侧肾癌患者等。

1.6.7 肾癌手术一定要清扫淋巴结吗？

手术是否需要清扫淋巴结通常取决于多个因素，包括肾癌的分期（肿瘤扩散程度）、类型、患者身体健康状况及医生的专业判断。淋巴结清扫的主要目的是检测和切除可能被癌细胞侵犯的淋巴结，以帮助精确判断病情和制定精准的治疗计划。以下是一些关于淋巴结清扫的一般性指导：

（1）初期阶段的肾癌。初期（临床分期Ⅰ和Ⅱ）的肾癌，肿瘤局限于肾脏而没有扩散到周围组织或淋巴结，此时，淋巴结清扫通常不是必需的手术步骤。如果术前影像学检查发现区域淋巴结肿大或术中发现肿大淋巴结，可行淋巴结切除以明确淋巴结病理性质及临床分期。治疗目标是完整切除肾脏肿瘤，尽可能多保留肾脏组织。但如不宜采用肾部分切除术，则行根治性肾切除术。

（2）进展阶段的肾癌。进展阶段（临床分期Ⅲ和Ⅳ）的肾癌，肿瘤已经扩散到周围组织或淋巴结及远处转移。对于临床Ⅲ期肾癌，即使行根治性肾切除手术，也不常规行区域淋巴结清扫手术，因为淋巴结清扫手术可能并不能延长患者的生存期。但在某些情况下，淋巴结清扫可能会被考虑，包括术前或术中发现区域淋巴结肿大。对于Ⅳ期肾癌，多采用综合治疗，包括手术、放疗、靶向治疗及免疫治疗等。手术以姑息性手术切除为主，术中一般不清扫淋巴结。

同时，需要引起重视的是，淋巴结清扫可能存在并发症，包括淋巴漏、淋巴液积聚及感染等。因此，在决定是否进行淋巴结清扫时，医生通常会仔细权衡手术的潜在益处与风险，并与患者充分讨论。

1.6.8 晚期肾癌手术方式有何特殊之处？

晚期肾癌的治疗更具挑战性，因为肿瘤可能已经扩散到周围组织、淋巴结或其他器官。晚期肾癌需要综合治疗，以全身治疗为主。在某些情况下仍然可能考虑手术治疗，但其目标通常更侧重于缓解症状、提高生活质量，而不是期望彻底治愈。手术治疗需要联合靶向、免疫治疗或放疗，以控制肿瘤及减轻相关并发症。以下是晚期肾癌手术方式的一些特殊之处：

（1）姑息性手术。对于晚期肾癌，手术往往更多地被用作姑息性治疗，旨在减轻症状、缓解患者的疼痛，并提高生活质量。手术方式包括切除部分肾脏（减瘤性肾切除）

或整个肾脏及转移组织、脏器的姑息性切除术。姑息性手术需要联合其他治疗以期提高肾癌患者的生存期。

(2)淋巴结清扫。对于已经有淋巴结转移的晚期肾癌,一般不会考虑进行淋巴结清扫。目前认为,区域淋巴结清扫并不能够使肾癌晚期患者明显获益。为了评估和验证患者的临床分期,可以切除淋巴结进行病理学检查,这可能有助于精确评估患者病情和制定更有针对性的治疗计划。

(3)保留器官手术。在某些情况下,医生可能考虑保留器官手术,只切除原发肾脏肿瘤病灶或孤立的转移病灶,例如减瘤性肾切除手术、孤立的肺转移肿瘤病灶等,尽量多保留未被肿瘤侵犯的组织、脏器。

(4)多学科治疗。晚期肾癌的治疗通常需要多学科团队的合作,包括外科、放疗科、肾科及肿瘤科等,有助于综合考虑不同治疗模式的优劣,制定个体化的治疗计划。

(5)姑息护理。肾癌晚期患者可能存在严重症状,出现恶病质,姑息护理在治疗过程中具有重要作用,包括控制疼痛、处理并发症、提供心理支持等。

1.6.9 单肾/孤立肾肾癌的处理方式、手术有何特点?需要注意什么?

单肾/孤立肾肾癌的处理方式通常取决于多个因素,例如肾癌的位置、大小、临床分期、患者身体状况及医生的专业判断。以下是单肾/孤立肾肾癌的处理方式、手术特点和注意内容:

(1)单肾/孤立肾肾癌主要选择肾部分切除术,旨在切除肾癌周围的部分肾脏,以尽量多保留正常肾脏组织。这样能有效切除肿瘤并控制肿瘤发展,还能降低患者术后出现肾功能不全、肾衰竭的风险,提高患者生活质量。如果孤立肾肾癌无法行肾部分切除手术,需要与患者、家属进行详细沟通,慎重选择治疗方式,包括根治性肾切除术,因为术后患者需要长期透析,影响患者生活质量。

(2)肾脏部分切除方式根据具体情况,可以选择开放或微创手术。

(3)术中需要尽量缩短肾动脉阻断时间或不阻断肾动脉,减少肾脏热缺血时间,降低肾脏缺血导致的损伤。

(4)术中不能为了多保留正常肾组织而导致肿瘤切缘阳性,或为了保证切缘阴性而过多切除正常肾组织。

(5)患者术后可能出现肾功能不全或肾衰,早期处理非常重要。术后需要密切观察患者的尿量、肾功能等情况，对于肾功能不全患者，给予药物治疗后肾功能有望逐渐恢复，肾衰则行血液透析。同时需要定期复查，观察有无肿瘤复发、转移等情况。

（6）术后，患者需要遵循医生的建议，保证合理的休息、药物管理、饮食调整等，以促进康复。

1.6.10 双肾肾癌的处理方式、手术有何特点？需要注意什么？

对于双肾肾癌（即两侧肾脏同时发现肾癌）的处理方式，需要更加谨慎和全面考虑，达到控制肿瘤和有效保护肾功能的目的。以下是双肾肾癌的处理方式、手术特点及注意事项：

（1）保留肾脏手术。在控制肿瘤的情况下，尽可能多保留健康肾脏组织、维持肾功能是处理双肾肾癌的首要目标。为此，双侧肾部分切除术是治疗双侧肾癌的首选治疗方式，可以减少患者术后慢性肾病或肾功能不全的风险。

（2）全肾切除术。如果一侧肾脏肿瘤体积较大、不适合行肾部分切除，而对侧肾脏肿瘤体积较小，可以考虑一侧行根治性肾切除术，对侧行肾部分切除术。如有可能，尽量避免双肾全切除术，以尽量减少对患者生活质量的影响。

（3）手术顺序。多选择分期手术。对于双侧需行肾部分切除术患者，一般是先处理简单手术侧，然后再处理复杂手术侧，具体间隔时间依据患者具体情况而定。如果双侧肾癌都比较容易行肾部分切除术，也可一期手术切除。

（4）手术风险和肾功能考虑。对于双肾肾癌的患者，手术本身可能带来更高的风险，特别是对于肾功能已经受损或存在其他健康问题的患者。手术前后的肾功能评估尤为重要。

（5）多学科团队合作。处理双肾肾癌通常需要多学科团队的合作，包括外科、肾科、放疗科及肿瘤科等，以选择最佳的综合治疗方案。

（6）术后监测和护理。患者术后需要定期进行监测，包括肿瘤复发的监测和肾功能评估。同时，术后的护理和康复也非常重要。

（7）基因检测。部分双侧肾癌的发生与遗传性因素有关，进行相关基因检测，有利于进一步诊断和治疗。

处理双肾肾癌，需要与患者、家属沟通、协商，根据患者的具体情况制定个体化的治疗方案。医生和患者需充分了解手术的风险和益处，并在全面考虑后做出决策。

1.6.11 囊性肾癌的手术特点是什么？

囊性肾癌是一种较为罕见的肾脏恶性肿瘤，通常表现为肾脏内形成的囊泡凸起于肾脏表面，其内充填液体。该肿瘤生长相对缓慢，早期可能无症状。治疗以手术为主，由于囊内含有液体，囊性肾癌手术有其特殊性，如：

（1）部分囊性肾癌与周围组织粘连严重，有时不容易分离，为防止囊肿破裂，须远离囊肿沿肾周脂肪外侧进行分离。

（2）囊性肾癌不能单纯行囊肿切除术，可以选择肾部分切除术，术中尽量多保留正常肾组织。如果为多房性囊性肾癌，体积较大、与周围组织粘连严重，也可以行根治性肾切除术。

（3）手术过程中，注意保持囊壁的完整性，不要破损，否则可能导致肿瘤种植。

总体而言，囊性肾癌的手术治疗强调完整切除肿瘤组织，保持囊壁完整，最大限度保留肾功能，通过多学科合作制定最佳的治疗方案。

1.6.12 当肾癌出现局部复发时该如何治疗？

当肾癌出现局部复发时，治疗方案的选择应根据患者的身体状况、复发的具体情况及治疗历史而定。以下是一些可能的治疗选项：

（1）手术治疗。手术是治疗肾癌的有效手段，肾癌局部复发仍可手术治疗，可选择肾部分切除或全肾切除手术，具体方式主要取决于肿瘤复发的位置、大小。

（2）消融疗法。消融疗法使用高能量的热量或冷却来破坏肿瘤组织。常见的方法包括射频消融和微波消融，通过将导管（探针）引导到肿瘤部位进行治疗。

（3）放射治疗。放射治疗使用高能辐射来破坏癌细胞，适用于无法手术的情况，以及术前或术后的辅助治疗。

（4）靶向药物治疗。针对肾癌特定分子靶点的药物或靶向细胞信号通路的药物，如抗血管生成药物（抑制血管生成的药物），有时可以用于治疗局部复发的肾癌。

（5）免疫疗法。免疫疗法是一种通过激活患者自身免疫系统，使之攻击癌细胞的治疗方法，可能用于治疗局部复发的肾癌患者。

（6）监测和观察。对于局部复发的肾癌，特别在患者身体状况较差或无法采用其他治疗方式的情况下，医生可能选择定期监测和观察，而不进行主动治疗。

治疗方案由医生和患者、家属共同讨论决定，需要考虑到患者的整体状况、肿瘤特点及可能的治疗风险和益处。多学科团队协作是确保患者获得最佳治疗效果的关键。

1.6.13 射频消融、冷冻消融或高强度聚焦超声治疗肾癌的优缺点是什么？

射频消融是一种需要在影像学引导下进行的介入性治疗方法。射频消融的主要目的是通过使用高频电流产生的热量来破坏组织，特别适用于肿瘤治疗。

（1）优点

①微创性。射频消融是一种微创的治疗方法，通过皮肤上的小孔进行操作，避免了大手术。

②恢复快。患者通常能够较快康复，住院时间较短。

③适用范围广。射频消融适用于手术困难或无法手术的患者。

（2）缺点

①肿瘤体积限制。射频消融对较大的肿瘤或接近重要结构的肿瘤效果较差。

②热损伤。治疗过程中，射频产生热量，会引起周围组织的热损伤。

冷冻消融的治疗原理是通过极低温度引起细胞冻结，从而导致细胞内的水形成结晶，引起细胞膜和细胞器的损伤，最终导致细胞死亡。

（1）优点

①微创性。类似于射频消融，冷冻消融也是一种微创性治疗方法。

②适用范围广。冷冻消融适用于手术难度较大或无法手术的情况。

③减少热损伤。相对于射频消融，冷冻消融在治疗过程中产生的热量较少，因此对周围组织造成的热损伤较小。

（2）缺点

①恢复时间长。与其他微创性手术相比，冷冻消融可能需要更长的时间来康复。

②受冷冻器械设备限制。需要专业的冷冻设备。

高强度聚焦超声（High intensity focused ultrasound，HIFU）治疗是利用聚焦的超声波能量破坏肿瘤，属于非侵入性治疗方法，治疗时无需切开皮肤或使用导管。治疗原理是将超声波聚焦到体内特定位置，形成一个小而高强度的焦点，此处超声波的能量密度高，引起组织升温，利用热能杀死或破坏肿瘤组织。

(1) 优点

①非侵入性。HIFU 是一种非侵入性治疗方法，不需要穿刺或手术。

②定点治疗。可以精确定位肿瘤进行治疗，最大程度减少对周围组织的伤害。

③恢复快。由于为非侵入性治疗，患者通常能够快速康复。

(2) 缺点

①治疗深度有限。HIFU 治疗深度相对有限，对于较大的肿瘤，其疗效有待提高。

②设备成本高。相对于一些其他治疗方法，HIFU 设备成本较高。

③需要专业培训。操作 HIFU 设备需要专业培训，不是所有医疗机构都具备这方面技术。

总体而言，选择哪种治疗方法应该由医生根据患者的具体情况和肿瘤特点来决定。

1.6.14 肾癌患者出现腔静脉癌栓时如何处理？

腔静脉癌栓是指肾癌患者癌栓转移到下腔静脉。这是一种复杂的病理状况，处理方式通常需要综合考虑患者整体状况及癌栓的程度。

(1) 手术治疗。手术治疗常被用于治疗肾癌伴肾静脉癌栓。如果患者身体状况允许，建议手术治疗，切除患肾和腔静脉癌栓，提高患者生存期。既往治疗该病多采用开放手术，随着器械、设备的进步和手术技艺的提高，也可采用腹腔镜技术和机器人辅助技术。不管采用何种方式，术中均要预防癌栓脱落风险。

(2) 介入治疗。对于部分高危或无法耐受手术的患者，介入手术可能成为一种治疗选择，包括介入放疗、介入化疗和腔静脉支架植入等，旨在减少或阻止癌栓的扩散。对于有血栓形成风险的患者，可能会考虑植入腔静脉滤器来预防血栓栓塞的发生。

(3) 系统治疗。靶向、免疫药物治疗，如抗血管生成药物和免疫疗法，可能在术前用于控制肿瘤生长和减小手术难度。放疗可能在术前用于缩小肿瘤的体积，使手术更容易进行。

由于这是一种复杂的病情，多学科团队的协作非常重要，应由外科、介入科、肿瘤科及放射科医生共同制定最佳治疗方案。

1.6.15 肾癌癌栓进入心脏该如何处理？

肾癌癌栓进入心脏是一种罕见但严重的情况，通常需要紧急处理。以下是一些可能的处理方法：

（1）手术。如果肾癌癌栓已经进入心脏，需要手术治疗。由心外科医生进行开胸手术，以尽可能地去除心脏内的癌栓。手术目的是防止癌栓进一步扩散，减少对心血管系统的损害。

（2）介入治疗。对于无法进行开胸手术的患者，介入治疗可能是一种选择。介入放射学医生可以尝试使用导管技术通过血管进入心脏，然后尝试抽取或分解癌栓。

（3）抗凝治疗。由于存在血栓形成的风险，可能需要考虑抗凝治疗。抗凝药物，如肝素和华法林可以帮助预防新血栓形成，但在癌栓情况下使用抗凝药物需要慎重考虑，因为可能增加出血风险。

（4）支持性治疗。患者可能需要接受支持性治疗，包括监测心脏功能、维持血压稳定、纠正电解质紊乱等。

（5）化疗和靶向治疗。针对肾癌的系统治疗，如化疗和靶向治疗，可能在手术或介入治疗后用于控制肿瘤生长和预防癌栓形成。

1.6.16 局部进展性（Ⅲ期）肾癌该如何治疗？

局部进展性（Ⅲ期）肾癌通常需要综合治疗方案，以最大限度地控制肿瘤并提高患者的生存率。治疗选择取决于多个因素，包括肿瘤的具体特征、患者身体状况和个体化的考虑。以下是常见的治疗选择：

（1）手术治疗。外科手术是治疗局部进展性肾癌和腔静脉癌栓的主要手段。在Ⅲ期肾癌中，常采用根治性肾切除术，多采用腹腔镜手术，也可选择开放手术或机器人辅助技术。术中切除患肾及肾周脂肪，不常规清扫淋巴结，如未发现肾上腺转移，不需要常规切除同侧肾上腺。如合并腔静脉癌栓，行腔静脉癌栓取出术。

（2）放疗。放疗在肾癌治疗中的作用相对有限，但对于一些不能手术的患者或手术后的辅助治疗可能有一定的作用。放疗主要用于控制局部病变或减轻症状。

（3）化疗。对于肾癌，传统的化疗效果相对较差，一般不推荐术后常规使用。但在某些特殊情况下可能考虑使用。

（4）靶向治疗。针对局部进展性肾癌，靶向治疗药物如分子靶向药物（抑制肿瘤生长的特定通路）和免疫调节药物（激活免疫系统来攻击癌细胞）的研究已经取得了一些进展，根据患者具体情况，可在术前、术后作为一种选择治疗使用。

（5）免疫疗法。免疫疗法已成为治疗癌症的新兴领域。免疫检查点抑制剂（如 PD-1 和 PD-L1 抑制剂）和癌症疫苗等可能用于增强机体免疫系统攻击肿瘤的能力。

治疗计划应由多学科团队共同制定，包括外科医生、放射肿瘤学家、肿瘤学家、肾脏专家等。

1.6.17　转移性（Ⅳ期）肾癌该如何治疗？

转移性（Ⅳ期）肾癌表示癌细胞已经扩散到肾脏以外的其他器官、组织，通常包括淋巴结、肺部、脑、骨骼或其他远隔部位。由于此期是癌症晚期阶段，治疗目标是延长患者的生存期并提高生活质量。治疗计划通常是综合性的，以全身用药为主，辅以姑息性手术、放疗等，包括以下几种主要的治疗方法：

（1）靶向治疗。靶向治疗是治疗转移性肾癌的主要手段之一。靶向药物如多靶点酪氨酸激酶抑制剂（如索拉非尼）、VEGF 抑制剂（如索拉非尼、阿昔替尼）等可用于阻断肾癌细胞的生长和扩散，通常通过口服方式使用。

（2）免疫疗法。免疫检查点抑制剂，如 PD-1 和 PD-L1 抑制剂，已经在治疗晚期肾细胞癌方面取得了显著的成就。这些药物有助于激活患者自身的免疫系统，使之攻击癌细胞。

（3）化疗。尽管传统的化疗在肾癌治疗中效果较差，但在某些情况下仍可能考虑使用。化疗通常在其他治疗方式无效或转移的范围较广泛时被考虑。

（4）放疗。放疗可能用于缓解症状或控制肿瘤的生长，特别是在骨骼、脑转移的情况下。

（5）手术治疗。在某些情况下，尽管肾癌已经转移，但仍可能考虑手术切除转移灶，特别是单个转移病灶。

1.6.18　肾癌对放化疗敏感吗？

肾细胞癌（肾癌）通常对传统的放疗和化疗不敏感。传统化疗在治疗肾癌方面的疗效相对较差，主要是由于肾细胞癌对化疗药物的敏感性有限，这与肾细胞癌的生物学特性及对传统化疗药物的抵抗性有关。

靶向治疗可针对肿瘤生长和血管生成的特定通路，如 VEGF 和 PD-1/PD-L1 通路。相比之下，肾细胞癌对靶向治疗和免疫疗法可能更为敏感。一些靶向药物，比如抗

VEGF 药物（如索拉非尼、阿昔替尼）和免疫检查点抑制剂（如纳武利尤单抗、帕博利珠单抗），已经在肾细胞癌的治疗中取得了显著的进展。

放疗对于部分局部进展肾癌病例可能有一定作用，尤其是对骨骼、脑转移等病情。然而，对于肾细胞癌来说，它并不是首选治疗方法，因为肾癌细胞通常对放疗不敏感。

总体而言，肾癌的治疗更多地依赖于手术切除、靶向治疗和免疫疗法。治疗计划通常需要根据患者的具体情况和肿瘤的特征进行个体化调整。医生会评估患者的病情，选择最合适的治疗方法，有时可能结合多种治疗手段以提高疗效。

1.6.19 晚期肾癌的靶向治疗有哪些？如何把握靶向治疗在肾癌治疗中的时机？会出现哪些常见副反应，该如何处理？

晚期肾癌的靶向治疗主要包括抗血管生成治疗和使用免疫检查点抑制剂。以下是一些常用的靶向治疗药物和相关信息：

（1）抗血管生成治疗

①索拉非尼：抑制多种靶点，包括 Raf 激酶和 VEGFR，阻止血管生成。

②舒尼替尼：抑制多种受体酪氨酸激酶，包括 VEGFR 和 PDGFR。

③帕唑帕尼：主要作用于 VEGFR、PDGFR 和 FGFR。

④阿昔替尼：主要抑制 VEGFR。

（2）mTOR 抑制剂

①依维莫司：它是一种 mTOR 抑制剂，已被美国 FDA 和中国 CFDA 批准用于转移性肾癌。

②替西罗莫司：另外一种 mTOR 抑制剂，一般不单独用于肾癌的治疗。

关于如何把握靶向治疗的时机，通常取决于患者的肿瘤病理特征、临床症状、身体状况及治疗目标。靶向治疗常作为转移性肾癌的一、二线治疗方法。

常见的副作用可能包括疲劳、高血压、手足综合征（手足皮肤病变）、蛋白尿、口腔溃疡等。在接受靶向治疗期间，患者需要进行定期监测，包括血压、肝功能、肾功能等指标。对于不同的副作用，医生可能采取不同的处理策略，如调整剂量、暂停治疗或采取药物干预等。

1.6.20 肾癌可以采用中医药治疗吗？

中医药通常被用作癌症的辅助性治疗，而不是主要的治疗手段。肾癌的主要治疗方法仍然是现代医学所提供的手术、放疗、靶向治疗和免疫治疗等方法,这些治疗方法经过大量的科学研究和临床试验,已经取得了一定的疗效。中医药在癌症治疗中的作用主要有两个方面:

(1) 缓解症状。中医药可以缓解患者治疗过程中出现的症状,比如恶心、乏力、食欲不振等。中医的特色治疗方法,如中药、针灸、推拿等,有助于提高患者的生活质量。

(2) 提高免疫力。有些中药具有调节机体免疫系统的功效,有助于增强机体对癌细胞的抵抗力。

需要强调的是,关于癌症治疗,中医药不能替代现代医学的治疗方法。肾癌通常是一个需要综合治疗的疾病,现代医学提供的治疗手段更为直接且有效。在考虑采用中医药治疗时,患者应与医生进行充分讨论,在综合治疗方案中合理搭配中医药。

1.6.21 肾癌的康复管理

(1) 肾癌术后患者饮食上需要注意什么?需要限盐吗?需要戒酒吗?

肾癌术后患者的饮食管理对康复和身体健康至关重要。以下是一些通用的饮食建议,但请注意,具体的饮食需求可能因个体差异、手术类型和医生建议而有所不同。

①保持均衡饮食。患者应保持均衡的饮食,包括足够的蛋白质、碳水化合物、脂肪、维生素和矿物质。这有助于促进康复和提供身体所需的营养支持。

②限制盐摄入。对于一些肾疾病患者,限制盐摄入是常见的建议。盐分可导致水分潴留,增加血压,而高血压可能对肾脏造成负担。因此,有些患者可能被建议限制盐的摄入。但具体的限制程度应该根据个体情况和医生的建议来确定。

③保持水分平衡。肾脏在排除体内废物和维持水分平衡方面发挥着重要作用。手术后,一些患者可能需要调整水分摄入,以确保肾脏负担不过度。然而,这也取决于个体的情况,某些患者可能需要更多的水分。

④戒酒或限制酒精摄入。酒精代谢主要由肝脏负责,但它也可能对肾脏产生一定影响。酒精可导致脱水,增加尿液中尿酸和草酸盐的浓度,进而增加肾脏的负担。因此,一些患者可能被建议戒酒或限制酒精摄入。

⑤避免食用高磷食物。对于慢性肾脏病患者,尤其是接受透析治疗的患者,限制高磷食物的摄入可能是必要的,因为高磷水平与肾性骨病和其他并发症相关。

总体而言，肾癌术后患者的饮食建议应该由专业医生或注册营养师根据患者的具体情况制定。患者在术后恢复期间应积极与医疗团队合作，遵循个体化的饮食建议，以促进康复和维护身体健康。

（2）肾癌患者术后能否进行锻炼？

肾癌患者术后在进行锻炼前应该咨询医生的建议，具体锻炼方式、强度及时间根据患者的健康状况、手术方式以及术后恢复情况而异。一般来说，适度的锻炼对于促进康复、提高身体功能和心肺健康都是有益的，但需要根据个体情况制定合适的锻炼计划。以下是一些一般性的建议：

①遵循医生建议。进行任何锻炼前，患者应该先咨询医生的建议。医生会根据患者的具体情况评估其身体状况和康复进展，然后提供相应的建议。

②逐渐增加活动。对于术后患者，特别是术后不久的患者，建议逐渐增加体力活动的强度和频率。初始阶段可以从轻柔的活动开始，如散步，然后根据个体的耐受性逐渐加强。

③注意身体信号。锻炼时患者需要密切关注身体的信号。如果出现不适感、疼痛感或其他异常症状，应立即停止活动并咨询医生。

④避免激烈活动。术后避免激烈的体力活动，例如举重等。适当的有氧运动，如快走或游泳，可能是较好的选择。

⑤核实伤口愈合情况。如果手术是通过腹部进行的，患者应确保伤口充分愈合，避免运动引起伤口感染或裂开。

总体而言，锻炼有助于促进患者的康复和整体健康，但必须根据患者的个体情况来制定适当的锻炼计划。医生会根据患者的身体状况和康复情况提供专业的建议，以确保患者进行安全、有益的锻炼。

1.6.22 肾癌患者靶向治疗期间如何增加营养？

肾癌患者在进行靶向治疗期间，维持良好的营养状态尤为重要。靶向治疗可能对患者的食欲、消化系统或体力产生一定影响，因此需要特别关注饮食和营养方面的需求。以下是一些提高营养摄入的建议：

（1）均衡饮食。患者需要保持均衡的饮食，包括蛋白质、碳水化合物、健康脂肪、维生素和矿物质。蛋白质对于康复和肌肉修复尤为重要。

（2）多吃新鲜水果和蔬菜。新鲜水果和蔬菜富含维生素、矿物质和抗氧化剂，有助于增强免疫系统和提供所需的营养素。

（3）选择健康脂肪。选择健康的脂肪来源，如鱼类、坚果、种子和橄榄油等，有助于维持心血管健康。

（4）多次、少量进食。有些患者可能因治疗或其他原因而食欲不振。分多次、少量进食可以帮助提高营养摄入量。

（5）补充蛋白质。可通过各种方式补充蛋白质，例如摄入高蛋白食物或蛋白质补剂，以帮助促进康复。

（6）多喝水。保持足够的水分摄入对于维持身体的正常功能和代谢至关重要。患者需要注意保持充足的水分摄入，但需遵医嘱。

（7）限制加工食品和糖分。尽量避免食用高糖分和加工食品，因为它们可能导致营养不良，影响身体健康状况。

（8）咨询营养师。专业的营养师能够提供个体化的饮食建议，并根据患者的情况制定最合适的营养计划。

总体而言，对于接受靶向治疗的肾癌患者，良好的营养对机体康复和增加免疫力至关重要。

2

尿路上皮性肿瘤

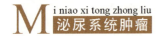

2.1 认识尿路上皮组织

2.1.1 什么是人体尿路，尿路上皮组织覆盖范围有哪些？

人体的尿路是指尿液从肾脏排出经过输尿管、膀胱和尿道的通路。尿路上皮组织覆盖范围包括肾脏、输尿管、膀胱和尿道。肾脏的上皮组织包括肾小管和肾小球，输尿管、膀胱的上皮组织为移行上皮，尿道的上皮组织为多层柱状上皮。

2.1.2 尿路上皮组织有什么功能？

尿路上皮组织具有多种重要功能，包括：

（1）分泌和吸收。肾小管上皮细胞可以分泌和吸收水分和溶质，帮助维持体内水、电解质平衡。

（2）过滤。肾小球上皮细胞通过滤过作用，将血液中的废物和过剩物质排出体外，形成尿液。

（3）保护。输尿管和膀胱的上皮组织可以防止尿液对尿路黏膜的刺激和损伤，并防止细菌感染。

（4）排泄。尿道上皮组织通过收缩和舒张运动，帮助排出尿液。

总的来说，尿路上皮组织的功能包括排泄废物，维持水、电解质平衡，以及保护尿路黏膜。

2.2 认识尿路上皮性肿瘤

2.2.1 什么是尿路上皮性肿瘤？

尿路上皮性肿瘤是指发生在尿路上皮组织内的肿瘤。它可以发生在肾脏、输尿管、膀胱和尿道等部位。大多数尿路上皮性肿瘤是由上皮细胞发展而来的，因此称为上皮性肿瘤。

尿路上皮性肿瘤最常见的病理类型为移行细胞癌，多发生在膀胱内。鳞状细胞癌和腺癌则较少见，通常发生在尿道或者输尿管。

尿路上皮性肿瘤的症状可能包括血尿、尿频、尿急、腰痛等。治疗方法通常包括手术切除肿瘤、放疗、化疗等。早期诊断和治疗对于提高患者的生存率和生活质量至关重要。

2.2.2　尿路上皮性肿瘤是良性还是恶性？

尿路上皮性肿瘤通常发生在尿路系统，包括肾脏、输尿管、膀胱和尿道等部位。尿路上皮性肿瘤可以是恶性的，包括肾盂癌、输尿管癌和膀胱癌等。这些肿瘤通常具有侵袭性，容易复发和转移。也有一些尿路上皮性肿瘤是良性的，比如尿路上皮细胞瘤，这种肿瘤通常生长缓慢，不具有侵袭性，不易转移。

因此，尿路上皮性肿瘤是一个广泛的分类，其中大多数是恶性的，但也有一些是良性的。对于任何已发现的尿路上皮性肿瘤，都需要进行详细的诊断，以确定其性质和采取适当的治疗措施。

2.2.3　尿路上皮性良性肿瘤的分类有哪些？

尿路上皮性良性肿瘤比较罕见，但是仍然存在。常见的尿路上皮性良性肿瘤主要包括以下几种：

（1）尿路上皮细胞瘤。尿路上皮细胞瘤是最常见的尿路上皮性良性肿瘤。它通常生长缓慢，不具有侵袭性，不易转移。尿路上皮细胞瘤通常发生在肾盂、输尿管或膀胱的内膜上。

（2）腺瘤。腺瘤是一种较为罕见的尿路上皮性良性肿瘤，通常发生在膀胱。

（3）乳头状瘤。乳头状瘤是一种较为常见的尿路上皮性良性肿瘤，通常发生在膀胱的黏膜上。它通常呈乳头状生长，一般不具有侵袭性。

尿路上皮性良性肿瘤通常生长缓慢，不具有侵袭性，不易转移。一旦发现，通常需要定期随访观察，确保肿瘤没有恶变或复发。如果肿瘤有症状或者增大，可能需要进行手术切除。具体的治疗方案需要根据肿瘤的具体类型和患者的情况进行个体化制定。

2.2.4 尿路上皮癌的分类有哪些？

尿路上皮癌根据病理类型主要分为以下几种：

（1）移行细胞癌。这是最常见的尿路上皮癌类型，通常发生在膀胱内。它起源于膀胱内的移行细胞，可以以不同的形式出现，包括非肌层浸润性移行细胞癌和肌层浸润性移行细胞癌。

（2）鳞状细胞癌。这种类型的尿路上皮癌较少见，通常发生在尿道或输尿管等部位。它起源于尿路上皮组织的鳞状细胞。

（3）腺癌。这是一种罕见的尿路上皮癌类型，起源于尿路上皮组织内的腺细胞。

尿路上皮癌根据发生部位不同则分为肾盂癌、输尿管癌、膀胱癌以及尿道癌。不同类型的尿路上皮癌可能有不同的临床表现和治疗方法。

2.2.5 尿路上皮性肿瘤发病和生活习惯有关吗？

尿路上皮性肿瘤的发病和生活习惯有一定的关联。一些生活习惯和环境因素可能会增加患尿路上皮性肿瘤的风险，包括：

（1）吸烟。吸烟是目前最为肯定的尿路上皮性肿瘤的致病危险因素。

（2）职业因素。长期接触某些化学物质，如苯、芳香胺类化合物等，可能会增加患尿路上皮性肿瘤的风险。职业暴露是除吸烟之外另一明确的危险因素，涉及的行业包括纺织业、油漆、皮革及铝和钢的生产等，其主要原因是致癌物质芳香胺的职业接触与暴露，潜伏期约30～50年，大剂量、长时间接触可缩短潜伏期。

（3）药物。镇痛药物如非那西汀的滥用可以增加尿路上皮性肿瘤的发病风险。近期资料表明，规律应用非阿司匹林类的非甾体抗炎药物可以降低膀胱癌的危险性。有报道苯巴比妥可以降低膀胱癌的发病率，可能是肝脏在苯巴比妥的代谢中产生了某种诱导酶，参与了对膀胱致癌物的解毒作用。

（4）咖啡。有报道称饮用咖啡会增加尿路上皮性肿瘤的发病率。然而，一份大样本前瞻性调查显示发生尿路上皮癌的风险和水、咖啡、茶、奶制品的摄入无确定性关联。

因此，采取健康的生活方式，避免吸烟，减少接触有害化学物质，对预防尿路上皮性肿瘤的发病可能有一定的帮助。同时，定期体检、早期发现症状并及时就医也是非常重要的。

2.2.6　尿路上皮性肿瘤发病和结石有关吗？

有研究表明鳞状细胞癌的发生和尿路结石之间存在一定的关联，尤其是在输尿管和肾盂的位置。主要与输尿管结石和梗阻引起的慢性细菌性感染有关。

因此，及时治疗尿路结石，避免尿液潴留和慢性刺激，可能有助于降低尿路上皮性肿瘤的发病风险。同时，定期体检、注意个人卫生、及时就医处理尿路问题也是非常重要的。

2.2.7　尿路上皮性肿瘤发病和饮水有关吗？

目前尚无直接证据表明饮水与尿路上皮性肿瘤的发病存在直接关联。饮水对于维持良好的尿路健康是非常重要的。

充足的饮水可以帮助稀释尿液中的有害物质，减少其对尿路黏膜的刺激和损害，有助于预防尿路结石的形成。尿路结石的形成可能与尿路上皮性肿瘤的发病有一定的关联，因此，通过饮水来预防尿路结石的形成可能有助于降低尿路上皮性肿瘤的发病风险。

另外，充足的饮水也有助于保持尿液的稀释，有助于排出代谢废物和有害物质，从而有助于维持尿路的健康。

研究表明，摄取过量液体，尤其用氯处理过的自来水或由自来水加工的饮料会增加患膀胱癌的风险。大量摄取液体可使膀胱扩张，从而使接触化学致癌物质的膀胱表面积增大。

总的来说，虽然饮水与尿路上皮性肿瘤的发病没有直接关联，但充足的饮水对于维持尿路健康和预防尿路疾病仍然非常重要。

2.2.8　尿路上皮性肿瘤会遗传吗？

大多数患者患病与遗传因素无关。然而，有一些特定的遗传突变可能会增加患尿路上皮性肿瘤的风险。遗传性上尿路上皮肿瘤与遗传性非息肉病性结直肠癌相关。

此外，家族中有尿路上皮性肿瘤患者的人群，其患病风险可能会略微增加。荷兰一项病例对照研究包括 1 193 名新近诊断泌尿道上皮癌的患者，其中 8% 的患者有泌尿道上皮癌家族史，而对照组有泌尿道上皮癌家族史的仅 4%。有阳性家族史的患者平均年龄与有阴性家族史的患者平均年龄均为 62 岁，其亲属的膀胱癌累积危险度为 3.8%，对照组累积危险度为 2.1%。据此可以得出这样的结论：有明确阳性家族史的人群，膀胱癌危险度增加 2 倍。因此，如果家族中有尿路上皮性肿瘤的患者，家族成员可能需要更加关注自身的健康状况，并定期接受相关的筛查和检测。

总的来说，尿路上皮性肿瘤通常不是典型的遗传疾病，但一些特定的遗传因素可能会增加患病的风险。如果有家族史，建议及时就医并进行相关的遗传咨询和检测。

2.2.9　尿路上皮性肿瘤可以预防吗？

尿路上皮性肿瘤通常难以完全预防，但可以通过一些方法降低患病的风险：

（1）饮食。保持均衡饮食，摄入足够的蔬菜和水果，减少红肉和加工肉制品的摄入，有助于降低尿路上皮性肿瘤的发病风险。

（2）健康的生活方式。戒烟，限制酒精摄入，保持适当体重，积极参加体育锻炼，有助于降低尿路上皮性肿瘤的发病风险。

（3）饮水。保持充足的水分摄入，有助于稀释尿液中的有害物质，减少尿路刺激，从而降低尿路上皮性肿瘤的发病风险。研究表明，摄取过量液体，尤其用氯处理过的自来水或由自来水加工的饮料会增加患膀胱癌的风险。大量摄取液体可使膀胱扩张，从而使接触化学致癌物质的膀胱表面积增大。

（4）预防尿路感染。及时治疗尿路感染，避免尿液滞留，有助于降低尿路上皮性肿瘤的发病风险。

（5）定期体检。定期进行尿液检查、尿路超声等检查，有助于早期发现尿路上皮性肿瘤，提高治疗成功率。

尽管无法完全预防尿路上皮性肿瘤，但通过健康的生活方式和定期体检，可以降低患病的风险，并在患病时尽早发现和治疗。

2.2.10　尿路上皮癌和长期抽烟有关吗？

长期抽烟与尿路上皮癌之间存在着关联。吸烟会释放出大量的有害化学物质，这些化学物质在经过肾脏时可能会被浓缩到尿液中，对尿路组织产生刺激作用，增加了尿路上皮癌的发病风险。研究表明，吸烟者患上尿路上皮癌的风险要比不吸烟者高出两到三倍。

2 尿路上皮性肿瘤

大量研究证实吸烟是膀胱癌的重要危险因素，吸烟者患膀胱癌的风险是不吸烟者的 2~4 倍，以前吸烟者比当前吸烟者患膀胱癌的风险低 30%~60%。烟草中的化学物质可以进入血液和尿液中，通过膀胱引起癌变。另外一些研究表明，吸烟者仅在戒烟 2~4 年内患膀胱癌的风险降低，随着戒烟年限的增加，其风险并不持续降低。且患膀胱癌风险的大小与烟草的不同制品和类型以及开始吸烟年龄、吸烟年限、吸烟量与吸烟深度等因素有关。在烟草中已鉴定出 60 多种致癌物，其中多是多环芳香烃，例如苯并芘、芳族胺、2-萘胺和 4-氨基联苯等，究竟香烟烟雾中所含的哪种致癌物与此相关尚不清楚。除了芳香胺以外，焦油和某些烟草烃也能导致膀胱癌。近年来，被动吸烟与膀胱癌的关系越来越受到重视。研究发现被动吸烟者血液、唾液和尿液中尼古丁代谢产物可替宁的水平显著高于无被动吸烟者，且尿液中水平还与暴露被动吸烟的量有关。

因此，长期抽烟会增加患上尿路上皮癌的风险。戒烟是减少尿路上皮癌发病风险的重要措施之一。如果您是吸烟者，戒烟不仅有助于预防尿路上皮癌，还有益于全身健康。

2.2.11 尿路上皮癌和大量饮酒有关吗？

目前的研究表明，大量饮酒与尿路上皮癌之间存在一定的关联。长期大量饮酒可能会增加患上尿路上皮癌的风险。酒精在体内代谢后会产生一些代谢产物，这些代谢产物可能对尿路组织产生刺激作用，增加尿路上皮癌的发病风险。

此外，大量饮酒也可能会导致营养不良，影响免疫系统功能，增加患病风险。因此，过量饮酒与尿路上皮癌之间存在一定的关联。

2.2.12 尿路上皮癌和化工污染有关吗？

化工污染与尿路上皮癌之间存在一定的关联。一些研究表明，长期接触化工污染物的人群，特别是工作在化工行业或接触化工产品的人群，患上尿路上皮癌的风险可能会增加。

化工污染物中的一些化学物质，如苯胺、芳香胺类、苯系化合物等，被认为可能对尿路组织产生刺激作用，增加尿路上皮癌的发病风险。此外，化工污染物中可能还含有其他致癌物质，如多环芳香烃类化合物等，也可能对尿路上皮组织产生不利影响。

因此，长期接触化工污染物可能会增加患上尿路上皮癌的风险。在工作和生活中，尽量减少接触化工污染物，必须接触时采取必要的防护措施，有助于降低患病风险。

2.2.13　尿路上皮癌和前列腺增生有关吗？

尿路上皮癌与前列腺增生之间并没有直接的因果关系，因为它们是两种不同的疾病。尿路上皮癌是一种恶性肿瘤，主要发生在尿路系统的上皮组织，包括膀胱、输尿管、肾盂等部位。而前列腺增生是指男性前列腺组织的非恶性增生，通常随着年龄的增长而发生。

尽管两者并没有直接的因果关系，但在一些情况下，尿路上皮癌和前列腺增生可能会共同存在。例如，一些病人可能同时患有前列腺增生和尿路上皮癌。此外，前列腺增生可能会导致尿液排出不畅，增加尿路感染的风险，而慢性尿路感染可能与尿路上皮癌的发生有关。

因此，虽然尿路上皮癌和前列腺增生之间并没有直接的因果关系，但在临床实践中，医生通常会综合考虑患者的整体状况，包括前列腺增生等因素，进行综合评估和治疗。

2.2.14　染发会导致尿路上皮癌吗？

目前还没有充分的科学证据表明染发与尿路上皮癌之间存在直接的因果关系。然而，染发产品中可能含有一些化学物质，如苯胺类化合物等，这些化学物质被认为可能对人体健康产生一定的影响。一些研究表明，长期接触染发产品中的化学物质可能与其他类型的癌症如膀胱癌等有关，但与尿路上皮癌的关联尚未得到充分证实。

尽管目前尚无确凿证据表明染发与尿路上皮癌之间存在直接的因果关系，但建议在使用染发产品时要注意选择质量可靠的产品，遵循正确的使用方法，并尽量减少其与头皮和皮肤的接触。

2.2.15　尿路上皮癌发病和男女性别差异有关吗？

尿路上皮癌的发病在男性和女性之间存在一定的性别差异。一般来说，男性比女性更容易患上尿路上皮癌。据统计，男性患尿路上皮癌的比例约为女性的两倍。

这种性别差异可能与生理和行为因素有关。男性患尿路上皮癌的风险可能受到雄激素的影响，因为雄激素可以促进尿路上皮组织的生长。此外，男性更容易从事一些与尿路上皮癌相关的职业，如化工、染料、皮革等行业，从而增加了接触致癌物质的机会。

另外，吸烟、饮酒、不健康的饮食习惯等行为因素也可能在性别差异方面对尿路上皮癌的发病风险产生影响。总的来说，性别差异可能是尿路上皮癌发病率差异的一个重要因素，但具体的机制还需要进一步的研究和探讨。

2.2.16 长期憋尿为什么会导致尿路上皮癌？

长期憋尿可能增加患尿路上皮癌的风险。尽管憋尿本身并不直接导致患上尿路上皮癌，但憋尿可能会导致尿液在泌尿系统内停留时间过长，从而增加了尿路上皮组织接触有害物质的机会，因此提高了患尿路上皮癌的风险。

当尿液在泌尿系统内停留时间过长时，尿液中的有害物质（如致癌物质、代谢产物等）可能会对尿路上皮组织产生损害，从而增加了癌变的风险。此外，长期憋尿也可能导致尿液中的细菌滞留在泌尿系统内，增加了慢性尿路感染的风险，而慢性尿路感染与尿路上皮癌的发生也有一定的关联。

因此，长期憋尿可能会通过增加尿液中有害物质的接触时间和增加慢性尿路感染的风险，间接地增加患尿路上皮癌的可能性。因此，为了降低患尿路上皮癌的风险，建议避免长期憋尿，保持正常的排尿习惯，多饮水，定时排尿。

2.2.17 尿液中会发现肿瘤细胞吗？

尿液中确实有可能发现肿瘤细胞。在一些罹患尿路恶性肿瘤（如膀胱癌、肾盂癌等）患者的尿液中，可能会检测到肿瘤细胞的存在。这种检测通常是通过尿液细胞学检查或者尿液蛋白质标记物检测来进行的。

尿液细胞学检查是一种通过显微镜观察尿液中的细胞形态来判断是否存在异常细胞的方法。如果患者患有尿路上的恶性肿瘤，肿瘤细胞有可能脱落进入尿液中，通过尿液细胞学检查就有可能发现这些异常的肿瘤细胞。

另外，通过检测尿液中的一些蛋白质标记物，比如膀胱癌标记物（膀胱癌抗原）可以间接判断是否存在膀胱癌等尿路上的恶性肿瘤。

尿液中发现肿瘤细胞一般意味着患有恶性肿瘤，但还需要结合临床症状、其他检查结果以及医生的综合判断来做出诊断。

2.2.18 尿路上皮癌一定会出现血尿吗？

尿路上皮癌并不一定会出现血尿。血尿是尿路上皮癌最常见的症状之一，但并不是所有尿路上皮癌患者都会出现血尿，尤其是早期的尿路上皮癌可能没有明显的症状。

尿路上皮癌是一种恶性肿瘤，通常发生在泌尿系统内的尿路上皮细胞中，包括肾脏、输尿管、膀胱和尿道等部位。尿路上皮癌的症状主要包括血尿、尿频、尿急、排尿困难、腰痛等，但这些症状并不一定都出现，尤其是早期的尿路上皮癌可能没有明显的症状，甚至可能被误诊为尿路感染等疾病。

因此，如果出现任何尿路症状，包括血尿、尿频、尿急、排尿困难等，都应该及时就医，进行相关检查以明确病因，并根据医生的建议进行治疗。

2.3 认识肾盂和输尿管上皮性肿瘤

2.3.1 什么是肾盂和输尿管上皮性肿瘤？

肾盂和输尿管上皮性肿瘤是一种起源于肾盂和输尿管上皮细胞的肿瘤，属于泌尿系统肿瘤的一种。这种恶性肿瘤通常被称为肾盂和输尿管上皮性癌，也有人称之为肾盂肿瘤、输尿管肿瘤。

肾盂是肾脏内部的一个腔隙，输尿管是将尿液从肾脏输送到膀胱的管道。肾盂和输尿管的上皮性肿瘤通常是由上皮细胞发展而来，可以是良性的，也可以是恶性的。恶性肿瘤可能会侵犯周围的组织和器官，并且有可能会转移至其他部位。

肾盂肿瘤约占尿路上皮肿瘤的5%，输尿管肿瘤比肾盂肿瘤更为少见，90%以上为移行细胞癌，鳞癌少见，另外从间叶组织发生的腺癌、脂肪瘤、肌肉脂肪瘤、血管瘤等非上皮性肿瘤更为稀少。巴尔干地区肾盂癌发病率高，占所有肾癌的40%，而且10%为双侧病变，病因不详。我国肾盂、输尿管肿瘤发病率较西方国家为高，原因尚不清楚。

2.3.2 肾盂和输尿管上皮性肿瘤的病理分型包括哪些？

肾盂和输尿管上皮性肿瘤的病理分型通常包括以下几种：

(1) 移行细胞癌。这是最常见的肾盂和输尿管上皮性肿瘤，大约占所有上皮性肿瘤的 90% 以上。

(2) 鳞状细胞癌。这种类型的肿瘤较为罕见，通常与慢性炎症或长期尿路梗阻有关。

(3) 腺癌。这种类型的肿瘤更为罕见，起源于肾盂和输尿管内的腺体组织。

(4) 小细胞癌。这也是一种罕见的类型，通常具有侵袭性较强的生长方式。

(5) 未分化癌。这种类型的肿瘤细胞学特征不明显，通常属于高度恶性的肿瘤。

这些不同类型的肾盂和输尿管上皮性肿瘤在临床表现、组织学特征、治疗方法和预后等方面可能有所不同，因此对肿瘤进行病理分型对于指导临床治疗和预后评估非常重要。

2.3.3 肾盂和输尿管上皮性癌有哪些临床表现？

肾盂和输尿管上皮性癌的临床表现通常可能包括以下症状：

(1) 血尿。血尿可能是最常见的症状，患者尿液中出现血液，有时呈现为肉眼血尿，有时则只在镜下发现。

(2) 腰痛。持续或间歇性的腰部或腹部疼痛，可能是肿瘤引起尿路梗阻或侵犯周围组织所致。

(3) 尿频、尿急、排尿疼痛。这些症状可能是肿瘤刺激尿路黏膜导致的。

(4) 尿路梗阻症状。如尿流变弱、排尿困难、尿液残留感等。

(5) 体重减轻、乏力、贫血等全身症状。这些症状可能是肿瘤恶性生长导致的全身性影响。

需要注意的是，肾盂和输尿管上皮性癌的临床表现可能因个体差异而有所不同，有些患者可能只表现为轻微的症状，而有些患者可能出现严重的症状。如果出现上述症状，建议及时就医进行检查和诊断。

2.3.4 肾盂和输尿管上皮性癌会导致肾积水吗？

肾盂和输尿管上皮性癌有可能导致肾积水。肾盂和输尿管上皮性癌的肿瘤可能会生长并侵犯尿路，导致尿液的正常排泄受到阻碍，进而引起尿液在肾脏内的滞留，最终导致肾盂和肾盏扩张，形成肾积水。

肾积水可能会引起患者腰部疼痛、尿液排泄困难、尿路感染等症状。因此，对于出现这些症状的患者，需要及时就医进行检查，以明确是否存在肾积水及其原因。肾盂和输尿管上皮性癌的患者在治疗过程中，通常也需要关注肾积水的情况，必要时可能需要进行相应的处理。

2.3.5 肾盂和输尿管上皮性癌有无血尿？有何特征？

肾盂和输尿管上皮性癌的患者可能会出现血尿的症状。血尿是肾盂和输尿管上皮性癌最常见的症状之一，也是许多尿路疾病的共同症状之一。

肾盂和输尿管上皮性癌引起的血尿通常是间歇性的，可能会出现肉眼可见的红色或棕色尿液，也可能是镜下血尿。此外，肾盂和输尿管上皮性癌引起的血尿通常不伴有疼痛或其他尿路症状，但在一些情况下可能会伴有轻微的尿路刺激症状，如尿频、尿急等。另外，较严重的血尿如形成凝血块造成上尿路的梗阻，也会引起腰腹部疼痛等症状。

需要注意的是，血尿虽然是肾盂和输尿管上皮性癌的常见症状之一，但并不一定意味着一定存在肿瘤。其他一些尿路疾病，如尿路感染、结石、良性肿瘤等也可能引起血尿。因此，如果出现血尿，建议及时就医进行检查，以明确病因并进行相应的治疗。

2.3.6 肾盂和输尿管上皮性癌尿中会出现血块吗？

肾盂和输尿管上皮性癌患者的尿液中可能出现血块。血块通常出现在肉眼可见的血尿中，这可能是肿瘤引起的尿路出血所致。当肾盂和输尿管上皮性癌侵犯尿路时，肿瘤组织可能会破坏血管，导致血液混入尿液中，形成血块或凝块。

血块通常呈现为暗红色或棕色，有时可能会伴有尿液浑浊或异味。尿中出现血块可能是肾盂和输尿管上皮性癌的一个特征性表现，但需要与其他尿路疾病引起的血尿进行鉴别，因此建议患者出现这种情况时尽快就医进行详细检查。

2.3.7 肾盂和输尿管上皮性癌会导致膀胱癌吗？

肾盂和输尿管上皮性癌与膀胱癌之间存在一定的相关性。虽然肾盂和输尿管上皮性癌与膀胱癌是两种不同的疾病，但它们都属于尿路上皮的恶性肿瘤，在发病机制、演进过程和治疗方式上都存在许多共同特点。

一些研究表明，肾盂和输尿管上皮性癌的患者发生膀胱癌的风险可能会增加，原因可能包括肿瘤细胞向下播散。另外，肾盂和输尿管上皮性癌和膀胱癌可能有相似的病因和风险因素，如吸烟、职业暴露、慢性感染等。

因此，对于患有肾盂和输尿管上皮性癌的患者，医生通常会密切关注其是否存在发展为膀胱癌的风险，并根据具体情况进行定期的检查和随访。采取预防措施和早期诊断对于降低患膀胱癌的风险至关重要。

2.3.8 为什么肾盂和输尿管上皮性癌容易转移？

肾盂和输尿管上皮性癌容易转移的原因主要包括以下几个方面：

（1）解剖结构。肾盂和输尿管位于泌尿系统的上端，靠近肾脏，肾盂和输尿管壁薄，这使得肿瘤细胞更容易通过淋巴系统或血液系统转移到其他部位。

（2）淋巴转移。肾盂和输尿管上皮性癌常常通过淋巴管道向周围淋巴结转移。淋巴管道在这些区域非常丰富，因此癌细胞可以相对容易地通过淋巴液传播到其他部位。

（3）血行转移。肾盂和输尿管上皮性癌也可以通过血液系统进行转移。血液循环可以将癌细胞输送到全身各处，尤其是肺、肝、骨和其他器官。

（4）肿瘤特性。肾盂和输尿管上皮性癌的肿瘤细胞可能具有一定的侵袭性和转移能力，这使得它们更容易转移到其他部位。

因此，肾盂和输尿管上皮性癌的转移风险较高，一旦确诊，早期治疗和密切随访是非常重要的，可以及时发现和处理可能的转移病灶。

2.4 肾盂和输尿管上皮性肿瘤的诊断

2.4.1 肾盂和输尿管上皮性肿瘤的影像学诊断有哪些方法和表现？

肾盂和输尿管上皮性肿瘤的影像学诊断通常采用多种方法，包括超声检查、CT扫描、MRI和膀胱镜检查等。长期以来，此类病变一直应用超声和静脉肾盂造影，若显影不良，再选逆行造影或穿刺造影。这些检查可以帮助医生确定肿瘤的位置、大小、形态和可能的转移情况。

输尿管为位于腹膜后空腔性脏器，与周围组织间对比差，走行较长，且不在同一平面。以往输尿管肿瘤诊断主要依赖排泄性尿路造影、尿路逆行造影、B超、普通CT、MR等检查，诊断困难时需实施有创的输尿管镜检查或通过膀胱镜进行输尿管擦刷活检。

（1）排泄性尿路造影，又称静脉肾盂造影（Intravenous pyelography，IVP）。此法既可以了解分侧肾脏的功能，又可以了解其形态。多表现为充盈缺损影，这是肾盂、输尿管肿瘤尿路造影最重要的影像学特点。充盈缺损应与肠气、外部压迫、凝血块、阴性结石、脱落的肾乳头及真菌球相鉴别，血管瘤、软斑、气泡也可引起混淆。在肾内，肿瘤可使肾盏或漏斗部充盈不全或完全不充盈，也可引起集合系统梗阻或不显影。

IVP为传统的尿路检查方法，易普及开展，价格较为便宜，但检查前须做好肠道准备，检查时须行腹部压迫，检查时间长，不易显示输尿管全段，易受周围器官重叠干扰及肾功能影响，对小肿瘤等病变显示较难，同时须与血肿、阴性结石等鉴别；且IVP仅能观察腔内情况，而相当部分原发输尿管肿瘤或周围组织肿瘤累及输尿管者患侧肾功能往往较差或很差，难以显影，须行有创性逆行造影。尿路逆行造影检查较为痛苦，易导致逆行尿路感染，部分有插管失败可能，即使成功者也仅能了解梗阻下端情况，不能清楚显示肿瘤范围及肿瘤与周围组织间关系。

（2）B超检查。此法简便易行、价格便宜，但受肠气影响往往不能显示梗阻部位。输尿管的特点是管长腔窄，输尿管肿瘤很易引起管腔明显狭窄甚至完全梗阻，是造成逆行插管受阻的主要原因。此外，输尿管肿瘤多以血尿为主要症状，给膀胱镜观察输

2 尿路上皮性肿瘤

尿管开口带来一定困难；合并膀胱肿瘤时，如肿瘤体积大，也给逆行插管带来很大困难，这些因素造成了输尿管肿瘤逆行造影成功率较低。

（3）膀胱镜检查。对已明确诊断肾盂和输尿管肿瘤者应进行常规膀胱镜检查，明确是否同时存在膀胱癌以及肿瘤大小、位置及其与管口的关系，以确定治疗方案。另外如发现膀胱肿瘤特别是位于管口周围的肿瘤应行尿路造影检查，明确是否同时合并上尿路肿瘤。逆行性肾盂造影可以达到定位诊断，通过细胞学检查可以达到定性诊断。对排泄性尿路造影不显影或显影不佳者应行逆行性肾盂造影。输尿管插管时导管可盘曲在肿瘤下方扩张的输尿管内或在输尿管内卷绕以后到达肿瘤上方的称为 Bergman 征。插管时发现患侧管口喷血，当导管通过肿瘤上方时则导管引出清亮尿液或患侧管口无喷血。当导管通过肿瘤时损伤肿瘤，膀胱镜见到输尿管口从导管旁流出血性尿而输尿管导管引出清亮尿液对诊断有重要意义。另外留取肾盂、输尿管尿液或刷检行细胞学检查。近年来对输尿管逆行造影进行了改进，将输尿管导管改为橄榄头导管，插入输尿管口后进行肾盂、输尿管全程造影。如无橄榄头导管可将输尿管导管置于肿瘤下方或下段输导管行肾盂输尿管全程造影。由于检查仪器的限制，不能在检查台同时造影摄片，需要搬动时，为防止导管脱落，导管常位于中上段输尿管。造影时应缓慢注入造影剂，尽可能显示肾盂及全程输尿管。造影主要表现为充盈缺损。造影剂宜稀释，量亦不宜过大，以免掩盖小的充盈缺损。有条件时造影可在荧光屏下进行观察摄片。输尿管肿瘤的下方扩张，造影后呈高脚杯状，对诊断有重要意义。而结石下方输尿管无此表现。

（4）肾穿刺造影。对排泄性尿路造影不显影、逆行肾盂造影插管不成功者，可采用此方法，但这种造影对肿瘤而言不是完善的诊断方法，它可引起肿瘤种植和扩散，目前应用较少。对一些良性疾病出血急性期行尿路造影检查，因凝血块也表现为充盈缺损。

（5）CT 扫描。此法可显示肾盂内占位病变，以及与肾阴性结石、肾肿瘤突向肾盂充盈缺损相鉴别。对输尿管肿瘤根据梗阻部位 CT 扫描，特别是对输尿管插管不成功的输尿管末端肿瘤 CT 扫描可以发现输尿管增粗及管腔内占位病变。亦有报道称此法对分期有价值。

普通 CT 扫描受呼吸、层厚、Z 轴分辨率等影响，图像重组时有"马赛克"伪影，无法直观显示肿瘤纵向延伸长度，易遗漏一些细小肿瘤；MRI 检查不适用于无明显输尿管扩张积水患者，成像时间长，且受机器场强或线圈限制而不能大范围成像，早期肿瘤难以发现。应先行超声检查输尿管梗阻部位后再有目的地对梗阻区行 MRI 检查。

多层螺旋 CT 薄层容积扫描前不需肠道准备，检查时不需腹部加压，一次屏气便能完成大范围扫描，避免了因呼吸而导致的遗漏，成像速度快，检查时间短，减少了运动伪影，图像 Z 轴分辨率高，不受周围器官干扰，在显示输尿管原发肿瘤部位、大小、数目、累及范围及其与周围组织关系等方面，以及邻近组织器官侵犯或压迫输尿管诊断中具有明显优越性，能够直观、立体显示泌尿系全程，技术成功率近 100%。

（6）MRI 检查。磁共振成像技术可使梗阻的肾盂、输尿管及其内在肿瘤充分显示出来，加上横断面 MRI 影像，可提供集合系统和肾实质两者的影像。MRI 尿路水成像对诊断肾盂和输尿管肿瘤，特别是已产生梗阻不显影的病例，诊断能力明显提高，安全且无需造影剂，即使有严重肾功损害亦可应用，但不能诊断结石。

输尿管肿瘤中，移行细胞癌占 90% 以上，鳞癌、腺癌少见。移行细胞癌分为乳头型、管壁浸润型、原位型三种类型，绝大部分为乳头型。文献报道，约 95% 移行细胞癌可在输尿管腔内形成肿块，MRU 结合 MRI 容易发现并诊断。仅约 5% 移行细胞癌沿管壁生长，造成输尿管狭窄，这种表现在影像上缺乏特征，很难与其他原因如炎症、外在压迫等引起的狭窄鉴别。输尿管梗阻为腔内堵塞，应与常见的凝血块、阴性结石、息肉鉴别。如何鉴别肿瘤与前两者，可以采用增强扫描，结石、凝血块不强化，而肿瘤强化。息肉常多发，边缘光滑，MRU 表现为单个或多个边缘清楚、光滑的充盈缺损，增强扫描呈明显增强，但与局限于腔内的肿瘤鉴别仍困难。不同组织类型的输尿管肿瘤，通过影像学鉴别较困难。输尿管肿瘤中，移行细胞癌最多见，且有多发倾向。对泌尿系多发肿瘤，特别是伴膀胱或肾盂肿瘤者，应首先考虑为尿路移行细胞癌。

（7）肾盂、输尿管镜检查。无论是硬性或可曲性肾盂、输尿管镜，均可用于肾盂和输尿管肿瘤检查。尤其是肾盏肿瘤，其可检查每个肾盏，发现肾盏内小肿瘤。输尿管肿瘤更易诊断，亦可钳取组织病检。

影像学上肾盂和输尿管上皮性肿瘤的表现可能包括以下特点：

（1）肾盂和输尿管内肿块。在 CT 扫描或 MRI 上可以显示肾盂或输尿管内的肿块，通常呈现为软组织密度或信号异常。

（2）肾盂或输尿管扩张。肿瘤可能导致肾盂或输尿管的梗阻和扩张，这在影像学上可以清晰显示。

（3）肿瘤侵犯。影像学可以帮助评估肿瘤是否侵犯了邻近的组织结构，如肾实质、输尿管壁等。

2 尿路上皮性肿瘤

(4) 淋巴结肿大。影像学有助于评估是否存在淋巴结转移，特别是CT扫描和MRI检查。

(5) 输尿管镜检查。输尿管镜检查是诊断肾盂和输尿管上皮性肿瘤的重要手段，可以直接观察到肿瘤的形态和位置。

需要指出的是，影像学诊断只是初步的诊断手段，最终的诊断需要结合组织学检查，例如活检或手术切除后的病理学检查，以明确肿瘤的类型和性质。因此，如果存在肾盂和输尿管上皮性肿瘤的疑虑，建议及时就医，进行全面的检查和评估。

2.4.2 尿液检查在诊断肾盂和输尿管上皮性肿瘤方面有何意义？

尿液检查在诊断肾盂和输尿管上皮性肿瘤方面具有重要的意义，可以提供一些有益的信息，包括：

(1) 血尿。肾盂和输尿管上皮性肿瘤患者常常出现无痛性血尿，尤其是在肿瘤表面破裂或溃疡出血时。尿液检查可以发现镜下血尿或肉眼血尿，这是诊断肾盂和输尿管上皮性肿瘤的一个重要指标。

(2) 细胞学检查。尿液细胞学检查可以发现脱落的癌细胞，对于早期肾盂和输尿管上皮性肿瘤的诊断具有一定的帮助。通过显微镜观察尿液沉渣中的细胞形态和结构，可以发现异常的上皮细胞、异型细胞等。

(3) 蛋白质和其他指标。尿液检查还可以评估尿中的蛋白质、白细胞、脓细胞等指标，这些指标在一定程度上反映了肾盂和输尿管的病理生理状态，对疾病的诊断和评估也具有一定的帮助。

通过尿液发现癌细胞，对分化良好的肿瘤，存在80%假阴性率；而低分化癌，阳性率可达60%左右。有时炎性细胞与分化良好的肿瘤细胞难以鉴别，具有一定的假阳性，诊断时应注意。当临床怀疑肿瘤而细胞学检查阴性时，可选择可疑部位刷取活检，如无刷检设备可采取肾盂、输尿管冲洗细胞学检查以提高诊断阳性率。

因此，尿液检查是诊断肾盂和输尿管上皮性肿瘤的常规检查手段之一，对于早期发现疾病、评估疾病进展和指导治疗具有重要意义。如果存在血尿或其他症状，建议及时就医进行尿液检查和全面的检查评估。

2.4.3 输尿管镜检查在肾盂和输尿管上皮性肿瘤的诊断和评估中有何意义？

输尿管镜检查在肾盂和输尿管上皮性肿瘤的诊断和评估中具有重要的意义，主要包括：

（1）直接观察病变。输尿管镜检查可以直接观察到肾盂和输尿管内的肿瘤，包括其形态、大小、位置和表面特征。这有助于及时发现肿瘤，评估其生长情况和侵袭程度。

（2）活检。通过输尿管镜检查可以进行活检，即夹取肿瘤组织进行病理学检查，以明确肿瘤的类型和性质。这对于制定治疗方案和预后评估非常重要。

（3）手术治疗。对于早期的肾盂和输尿管上皮性肿瘤，输尿管镜检查还可以进行内镜下手术治疗，如经输尿管镜下肿瘤切除术，实现局部切除肿瘤。

（4）评估病变范围。通过输尿管镜检查，可以评估肿瘤的范围、侵袭深度和对周围组织结构的影响，有助于制定个体化的治疗方案。

因此，输尿管镜检查在肾盂和输尿管上皮性肿瘤的诊断、治疗和评估中具有重要的地位，是一种常用的临床检查手段。如果存在相关症状或影像学发现，建议及时就医，进行输尿管镜检查和全面的检查评估。

2.5 肾盂和输尿管上皮性肿瘤的治疗

2.5.1 肾盂和输尿管上皮性肿瘤的手术切除范围有哪些？

肾盂、输尿管肿瘤术式有一个逐渐演进的过程。肾盂和上段输尿管肿瘤采取肾切除术，30%～75%的输尿管癌患者术后出现残留、复发。以后采取肾输尿管全长切除术（未切除壁间段输尿管），术后病侧输尿管管口周围膀胱癌再发率高，原因除了与尿路上皮肿瘤多中心有关外，亦可能与肿瘤种植有关。故肾输尿管全长切除术，包括输尿管口周围膀胱袖口状切除，成为治疗肾盂和输尿管癌传统、经典的手术方法。肾盂和输尿管上皮性肿瘤的手术切除范围包括：

（1）肾盂肿瘤切除。对于肾盂肿瘤，手术切除的范围通常包括全部肿瘤以及周围一部分正常组织。这可能涉及肾盂的部分或全切除，取决于肿瘤的大小、位置和侵袭程度。

（2）输尿管肿瘤切除。对于输尿管肿瘤，手术切除的范围通常包括肿瘤所在的一段输尿管，确保手术切缘阴性。

（3）肾盂—输尿管切除。在一些情况下，如果肿瘤侵犯了肾盂和输尿管的连接处，可能需要进行肾盂—输尿管切除术，即切除肾盂、输尿管及其相邻的组织。

（4）淋巴结清扫。对于高度恶性的肾盂和输尿管上皮性肿瘤，手术切除范围可能还包括淋巴结清扫，以评估和治疗可能存在的淋巴结转移。

在进行手术前，医生会根据患者的具体情况，结合影像学检查和病理学检查结果，制定个体化的手术方案，以确保彻底切除肿瘤的同时最大限度地保留正常组织和功能。手术后，可能还需要进行病理学检查来评估手术切缘的情况，以指导术后治疗和预后评估。

2.5.2 输尿管上皮性肿瘤手术为什么不能保留肾脏？

输尿管上皮性肿瘤手术中不能保留肾脏的原因主要包括以下几点：

（1）肿瘤侵袭。输尿管上皮性肿瘤通常在早期并不容易被发现，一旦发现时，往往已经侵犯了输尿管的较大范围。在这种情况下，为了确保彻底切除肿瘤并避免术后复发，可能需要切除整个输尿管及肾脏。

（2）保证手术切缘。对于输尿管上皮性肿瘤的手术切除，需要保证术后切缘阴性，即确保在肿瘤周围没有残留的癌细胞。有时候，为了保证切缘阴性，可能需要切除与肿瘤相邻的肾脏组织。

（3）预防复发。输尿管上皮性肿瘤的复发率较高，尤其是对于高度恶性的肿瘤。为了预防肿瘤的复发，可能需要进行更广泛的切除，包括与肿瘤相邻的肾脏组织。

（4）保证治疗效果。对于输尿管上皮性肿瘤，手术切除是治疗的主要方式之一。为了保证治疗效果，可能需要进行更广泛的切除，包括肾脏组织的切除。

总的来说，对于输尿管上皮性肿瘤的手术治疗，医生会根据肿瘤的性质、位置、大小以及患者的整体情况来综合考虑手术范围，以确保彻底切除肿瘤的同时最大限度地保留正常组织和功能。

2.5.3 肾盂和输尿管上皮性肿瘤手术治疗会造成尿毒症吗？

肾盂和输尿管上皮性肿瘤的手术治疗可能会对肾脏功能造成一定程度的影响，但并不一定会导致尿毒症。尿毒症是由于肾脏功能严重受损，无法有效排出体内代谢产物而导致的一种临床综合征。

在进行肾盂和输尿管上皮性肿瘤的手术治疗时，医生通常会尽量保留正常的肾脏组织，以维持足够的肾脏功能。同时，现代手术技术和术后管理水平的提高，也使得手术后的肾脏功能受损风险得到一定程度的降低。

当然，手术治疗可能会对肾脏功能造成一定程度的影响，尤其是在需要切除肾脏组织的情况下。术后可能会出现一过性的肾功能下降，但对于大多数患者来说，这种影响是可以逐渐恢复的。此外，医生在手术前会评估患者的肾功能状态，并根据患者的具体情况制定个体化的手术方案，以最大限度地保留肾脏功能。

因此，虽然肾盂和输尿管上皮性肿瘤的手术治疗可能会对肾脏功能造成一定影响，但并不一定会导致尿毒症，而且现代医学已经可以通过综合治疗手段，最大限度地保留肾脏功能，使得术后肾脏功能尽可能得到保护和恢复。

2.5.4 肾盂和输尿管上皮性肿瘤术后需要进行膀胱灌注治疗吗？

肾盂和输尿管上皮性肿瘤的术后治疗中，膀胱灌注治疗可能是一种选择。膀胱灌注治疗是通过将药物溶液直接注入膀胱，以预防或治疗膀胱内的肿瘤复发或转移的方法。

在手术切除肾盂和输尿管上皮性肿瘤后，为了预防或减少膀胱内的肿瘤复发或转移，医生可能会建议进行膀胱灌注治疗。这种治疗通常包括将化疗药物或免疫疗法药物溶液通过导尿管直接注入膀胱内，以杀灭潜在的残留癌细胞或预防肿瘤复发。

膀胱灌注治疗的具体方案会根据患者的肿瘤病理类型、手术切除情况、肿瘤分期和个体情况等因素进行个体化制定。通常情况下，膀胱灌注治疗会在手术后的早期进行，持续数周或数月，以确保膀胱内的肿瘤细胞得到有效的清除和杀灭。

2.5.5 肾盂和输尿管上皮性肿瘤一定需要化疗吗？

肾盂和输尿管上皮性肿瘤的治疗方案通常是基于肿瘤的病理类型、分期、患者的整体健康状况以及手术切除的情况等因素进行综合评估和制定。对于早期诊断的肾盂和输尿管上皮性肿瘤，手术切除通常是首选的治疗方式，而是否需要化疗则需要根据具体情况来决定。

对于早期肾盂和输尿管上皮性肿瘤，如果手术切除后病理分析显示肿瘤已经完全切除且没有侵犯深层组织，通常不需要进行化疗。然而，对于晚期或高风险的肾盂和输尿管上皮性肿瘤，化疗可能会被纳入治疗方案中，以预防肿瘤复发或转移。

此外，对于一些高危患者，比如肿瘤侵犯深层组织、淋巴结转移或存在其他不利因素的患者，医生可能会考虑联合化疗和放疗来提高治疗效果。

总之，是否需要化疗取决于患者的具体情况，包括肿瘤的病理学特征、分期、患者的整体健康状况以及手术切除的情况。医生会根据这些因素进行综合评估，并与患者进行充分沟通，制定个体化的治疗方案。

2.5.6 基因检测在肾盂和输尿管上皮性肿瘤诊疗中有什么地位？

基因检测在肾盂和输尿管上皮性肿瘤的诊断和治疗中扮演着重要的角色。基因检测可以帮助医生更准确地了解肿瘤的分子特征、突变情况和基因表达型式，从而为个体化治疗方案的制定提供重要依据。

在诊断方面，基因检测可以帮助鉴别肾盂和输尿管上皮性肿瘤的亚型，以及分化程度、侵袭性和预后。此外，基因检测还可以协助确定肿瘤的分子标志物，从而为疾病的分期和预后评估提供更多信息。

在治疗方面，基因检测可以帮助医生确定患者是否有特定的靶向治疗或免疫治疗的适应证。例如，对于一些肾盂和输尿管上皮性肿瘤，基因检测可能会显示存在特定的基因突变，这些突变可能使肿瘤对某些靶向药物更为敏感。通过基因检测，医生可以更好地选择适合患者的个体化治疗方案，提高治疗效果。

此外，基因检测还可以在治疗过程中帮助监测肿瘤的基因变化，评估治疗的效果，有助于及时调整治疗方案。

综上所述，基因检测在肾盂和输尿管上皮性肿瘤的诊断、治疗和预后评估中具有重要地位，可以帮助医生制定更为精准的个体化治疗方案，提高患者的治疗效果和生存率。

2.6

认识膀胱癌

2.6.1 什么是膀胱癌？膀胱癌的危险因素有哪些？

膀胱癌是一种常见的恶性肿瘤，起源于膀胱内的上皮细胞。膀胱是一个储存尿液的器官，它位于盆腔内，是人体排泄系统的一部分。膀胱癌通常在膀胱内的上皮细胞中发生，但也可能发生在膀胱壁的其他层次。

膀胱癌是我国泌尿外科临床常见的肿瘤之一，是直接威胁患者生存的疾病。在我国，男性膀胱癌发病率位居全身恶性肿瘤的第 7 位，而女性则排在第 10 位以后，膀胱癌男、女性发病率分别为 11.41/10 万和 3.51/10 万，男性是女性的 3.3 倍，而死亡率之比为 2.97:1。

膀胱癌的危险因素包括：

(1) 吸烟。大量研究证实吸烟是膀胱癌的重要危险因素，吸烟者患膀胱癌的风险是不吸烟者的 2~4 倍，以前吸烟者比当前吸烟者患膀胱癌的风险低 30%~60%。烟草中的化学物质可以进入血液和尿液中，通过膀胱引起癌变。另外一些研究表明，吸烟者仅在戒烟 2~4 年内患膀胱癌的风险降低，随着戒烟年限的增加，其风险并不持续降低。且患膀胱癌风险的大小与烟草的不同制品和类型以及开始吸烟年龄、吸烟年限、吸烟量与吸烟深度等因素有关。在烟草中已鉴定出 60 多种致癌物，其中多是多环芳香烃，例如苯并芘、芳族胺、2-萘胺和 4-氨基联苯等，究竟香烟烟雾中所含的哪种致癌物与此相关尚不清楚。除了芳香胺以外，焦油和某些烟草烃也能导致膀胱癌。近年来，被动吸烟与膀胱癌的关系越来越受到重视。研究发现被动吸烟者血液、唾液和尿液中尼古丁代谢产物可替宁的水平显著高于无被动吸烟者，且尿液中水平还与暴露被动吸烟的量有关。吸烟不仅影响膀胱癌发病率，同时也影响膀胱癌分级分期和预后。与非吸烟膀胱癌患者相比，吸烟者呈高分级、高分期，且肿瘤特异性死亡率高。戒烟可改善预后，50 岁前戒烟可降低 50% 的患膀胱癌风险。

(2) 年龄。尽管膀胱癌可以发生于任何年龄阶段，但是膀胱癌主要是一种老年性疾病。发病的平均年龄男性是 69 岁，女性为 71 岁。男女膀胱癌发病率随年龄增加而明显升高，70 岁以上人群膀胱癌发病率为 55~69 岁人群的 2~3 倍、30~54 岁人群的 15~20 倍。

(3) 性别。男性比女性更容易患上膀胱癌。资料表明，女性膀胱癌的发病率约为男性的 1/4。在排除吸烟和高危职业等的影响后仍可发现男性膀胱癌的发病率远高于女性。一般认为吸烟、痛风等危险因素可部分解释男性膀胱癌高于女性的原因。近年来，有关膀胱癌合并前列腺增生的病例较多，考虑前列腺增生引起尿潴留，使尿液中的致癌物浓缩并增加了与膀胱黏膜接触时间，使男性膀胱癌发病率高于女性。

(4) 化学物质/职业暴露。长期接触某些化学物质，如苯胺、二甲基苯胺、苯和芳香胺，可能增加患膀胱癌的风险。职业暴露是除吸烟之外另一明确危险因素，所涉及职业包括燃料、染料、橡胶、皮革加工工人及理发师、卡车司机等，据估计约20%的膀胱癌是由职业性暴露因素所致。其主要致癌物质为芳香胺，潜伏期约30～50年，大剂量、长时间接触可缩短潜伏期。

（5）放射线。长期接触放射线可能增加患膀胱癌的风险。人工辐射源主要为医疗辐射。流行病学研究表明：因宫颈癌、卵巢癌和子宫肌瘤等疾病接受放射线治疗的患者罹患膀胱癌的风险增加2～4倍，且与放射量和照射时间有关。接受含I^{131}甲状腺制剂治疗的妇女发生膀胱癌的风险增加3倍。

（6）长期导尿。长期导尿可能增加患膀胱癌的风险，其易诱发鳞状细胞癌，主要由于感染细菌将尿液中的硝酸盐分解为亚硝酸盐，产生致癌作用。

（7）慢性膀胱炎。慢性膀胱炎可能增加患膀胱癌的风险。有报道慢性泌尿系统感染与膀胱癌的发生发展也相关，膀胱结石与膀胱癌中度相关，肾结石与膀胱癌无相关性。国际癌症研究机构根据病例报告和病例对照研究认为埃及血吸虫是膀胱癌的一个明确的病因，并且埃及血吸虫感染者患膀胱癌的风险是非感染者的5倍。70%～80%尿路感染由大肠杆菌引起，通过激活NF-kB通路诱发膀胱癌。在男性尿路感染中35%与HPV感染有关。HPV感染使E2基因失活，导致E6、E7基因过度表达，促进细胞增殖、诱发癌症。Meta分析已报告HPV感染与膀胱癌相关。

（8）遗传因素。有些人患有家族性膀胱癌，这种情况可能与遗传有关。致癌物发挥致癌作用需多种酶参与，而这些酶在人群中呈多态性分布，对致癌物解毒作用各异。N-乙酰转移酶的激活与芳香胺乙酰化密切相关。人体中NAT编码基因有NAT1和NAT2两种。NAT1与膀胱癌易感性无关，而NAT2乙酰化缓慢者患膀胱癌几率高，在吸烟人群中更为显著。谷胱甘肽-s-转移酶是多环芳烃解毒的重要基因。在GSTs超家族中，有功能的类型为GSTM1、GSTP1和GSTT1。GSTM1缺失1拷贝和2拷贝患膀胱癌风险分别增加1.2和1.9倍。低活性GSTA1吸烟者患膀胱癌风险是高活性非吸烟者的3.5倍。在吸烟人群中，GSTA/M1相互作用亦会增加患膀胱癌风险。GSTP1基因第105位密码子若为缬氨酸则会增加膀胱癌易感性，尤其是高级别或浸润性膀胱癌。GSTM1和GSTT1基因缺失会降低机体对致癌物质解毒作用，增加患膀胱癌的风险。

总之，膀胱癌的危险因素很多，但大多数情况下，多个因素共同作用才会导致膀胱癌的发生。因此，保持健康的生活方式，避免接触有害化学物质，定期进行体检和筛查，可以有效降低患膀胱癌的风险。

2.6.2 膀胱癌的好发部位在哪里？

膀胱癌的好发部位是在膀胱内的上皮细胞，即膀胱壁的内层。膀胱内的上皮细胞是膀胱内壁的一层细胞，它们具有分泌和吸收的功能，同时也是膀胱黏膜的一部分。膀胱癌一般发生在膀胱内的上皮细胞中，但也可能发生在膀胱壁的其他层次。膀胱癌一般发生在膀胱的底部和侧壁，这些部位相对较为容易受到尿液中有害物质的影响，从而增加了癌变的风险。如果膀胱癌没有及时治疗，它可以扩散到淋巴结和其他器官或组织，如肺、肝和骨骼等，因此，早期发现和治疗膀胱癌非常重要。

2.6.3 膀胱结石会造成膀胱癌吗？膀胱癌和饮食喜好有关系吗？

膀胱结石通常是尿液中的矿物质沉淀在膀胱内形成的固体结构。膀胱结石本身并不直接导致膀胱癌的发生，但长期存在的膀胱结石可能会导致慢性膀胱炎，而慢性膀胱炎则被认为是膀胱癌的危险因素之一。因此，膀胱结石可以间接增加患膀胱癌的风险。

关于膀胱癌和饮食喜好的关系，一些研究表明饮食习惯可能会影响膀胱癌的发生风险。例如，长期摄入高盐、高脂肪、高热量食品以及加工肉制品，较少摄入蔬菜水果等不健康的饮食习惯与膀胱癌的发生有一定关联。此外，饮酒、饮用含糖饮料、摄入过量红肉等也被认为可能增加患膀胱癌的风险。

相反，摄入足够的蔬菜水果、全谷类食品、高纤维食物、低脂乳制品和适量的蛋白质等健康饮食习惯可能有助于降低患膀胱癌的风险。

流行病学研究提示多吃新鲜蔬菜、水果对膀胱癌有保护作用；大量摄入脂肪、胆固醇、油煎食物和红肉可能增加患膀胱癌的风险。新加坡的一项队列研究报道摄入较多的豆类食品可能增加患膀胱癌的风险。有研究认为对膀胱癌而言，维生素 A、维生素 B6、维生素 C、维生素 E 和锌、硒有显著的保护作用。有研究认为十字花科芸薹属蔬菜能降低结肠、膀胱、肺、乳房、前列腺等发生癌症的风险，原因是该属蔬菜内含异硫氰酸盐，能够减低机体的氧化应激反应，减少内源性及外源性致癌物质的生成。膀胱癌与食品工业中常用的甜味剂如糖精、环己氨基磺酸盐等之间的关系一直存在争论。动物实验已证实大量的甜味剂可诱发鼠的膀胱癌，但在人类的流行病学研究中没有发现食用甜味剂诱发膀胱癌的有力证据。

总之，虽然膀胱癌的发生受多种因素影响，但饮食习惯的改善可以帮助降低患膀胱癌的风险。

2.6.4 为什么膀胱癌常见于男性？

膀胱癌在男性中的发病率明显高于女性，这可能与多种因素有关：

（1）吸烟。吸烟是膀胱癌的主要危险因素之一，而男性吸烟者的比例普遍高于女性，这可能是导致男性膀胱癌发病率高的重要原因之一。

（2）职业暴露。一些在职业环境中会接触到有害化学物质的人群，如化工厂工人、染料厂工人等，其中男性占比较高，与这些有害物质的长期接触可能增加了患膀胱癌的风险。

（3）生理差异。男性膀胱相对而言较大，尿液在男性膀胱内停留的时间较长，这可能增加了有害物质对膀胱黏膜的刺激，从而增加了患膀胱癌的风险。

（4）遗传因素。遗传因素也可能对男性膀胱癌的发病率产生影响。

近年来，有关膀胱癌并前列腺增生的病例较多，考虑前列腺增生引起尿潴留，使尿液中的致癌物浓缩并增加了与膀胱黏膜接触时间也可能使男性患膀胱癌的风险高于女性。

总的来说，男性患膀胱癌的风险相对较高可能是由于吸烟率高、职业暴露、生理差异和遗传因素等多种因素共同作用的结果。因此，男性朋友们需要特别注意保护膀胱健康，避免吸烟，减少接触有害化学物质，定期体检和筛查等。

2.6.5 为什么膀胱癌被称为幸运癌？

膀胱癌被称为"幸运癌"这个说法可能是因为膀胱癌通常会早期发现，且治疗效果较好。

（1）早期症状明显。膀胱癌通常早期会出现明显的症状，如血尿、尿频、尿急等，患者容易察觉到异常，因此早期可以及时就医。

（2）易于诊断。膀胱癌可以通过尿液检查、膀胱镜检查等相对简单的检查方法进行诊断，因此患者可以比较容易地获得早期的诊断。

（3）治疗效果较好。膀胱癌的治疗方法相对较多，包括手术切除、化疗、放疗等，且对早期膀胱癌的治疗效果较好，因此被认为是"幸运癌"。

虽然膀胱癌有上述特点，但仍需注意，任何癌症都不应被轻视。及早发现、及早治疗是关键，患者在面对任何癌症时都需要积极应对，进行规范治疗。

2.6.6 膀胱癌的典型临床表现有哪些？

膀胱癌的典型临床表现包括：

（1）血尿。无痛性肉眼血尿是膀胱癌最常见的症状，患者可能在排尿时发现尿液呈现粉红色、红色或暗红色，有时血尿也可能是间歇性的。

（2）尿频、尿急、尿痛。患者可能出现尿频、尿急、尿痛等症状，尤其是在白天。

（3）腰部或盆腔疼痛。膀胱癌晚期可能会出现腰部或盆腔疼痛的症状。

（4）尿路感染。患者可能频繁出现尿路感染的症状，如尿液浑浊、尿急、尿痛等。

（5）其他症状。膀胱癌患者还可能出现体重下降、食欲不振、乏力等非特异性症状。

需要注意的是，一些患者在早期可能没有明显的症状。因此，对于有膀胱癌风险因素的人群，如吸烟者、长期接触有害化学物质的人群，以及有家族史的人群，应定期进行相关筛查和检查，及早发现膀胱癌。

2.6.7 什么是膀胱癌的分级与分期？

膀胱癌的分级和分期是用来描述癌症的严重程度和扩散程度的系统。这些信息对于确定治疗方案和预后都非常重要。

（1）分级

膀胱癌的分级是根据癌细胞的形态学特征来进行的，通常使用的是 WHO 分级系统。分为三个等级：

①G1 级（低级别）：表示癌细胞看起来更接近正常细胞，生长较慢。

②G2 级（中级别）：表示癌细胞的异常程度介于 G1 和 G3 之间。

③G3 级（高级别）：表示癌细胞的异常程度较高，生长较快。

膀胱癌的病理分级主要是根据肿瘤的组织学特征和细胞学特征进行分类。通常采用的是世界卫生组织（WHO）的分级系统，主要分为低级别和高级别两种。

①低级别膀胱癌（非肌侵袭性膀胱癌）：膀胱癌原位，癌变发生在膀胱内皮上，没

2 尿路上皮性肿瘤

有侵犯基底膜；低级别膀胱癌细胞变异轻，细胞核大小和形态规则，细胞分化好。

②高级别膀胱癌（肌侵袭性膀胱癌）：细胞变异明显，细胞核大小不规则，核浆比增大，细胞分化差。

（2）分期

膀胱癌的分期是根据癌症的扩散程度来进行的，通常使用的是 TNM 分期系统：T（Tumor），描述原发肿瘤的大小和侵犯深度；N（Node），描述癌症是否侵犯淋巴结；M（Metastasis），描述癌症是否转移至其他部位。

①T 分期（原发肿瘤）

TX：原发肿瘤不能评估。

T0：没有原发肿瘤。

Ta：非侵袭性表浅性膀胱癌。

Tis：原位癌（膀胱内皮原位癌）。

T1：肿瘤侵犯膀胱黏膜下层。

T2：肿瘤侵犯肌层。

T3：肿瘤侵犯膀胱周围组织。

T4：肿瘤侵犯邻近器官（如前列腺、子宫颈等）。

②N 分期（淋巴结受累）

NX：淋巴结受累不能评估。

N0：没有淋巴结受累。

N1：单个盆腔淋巴结受累。

N2：多个或对侧盆腔淋巴结受累。

N3：腹主动脉淋巴结受累。

③M 分期（远处转移）

MX：远处转移不能评估。

M0：没有远处转移。

M1：有远处转移。

根据 T、N、M 分期的组合，膀胱癌可分为不同的临床分期，通常分为 0 期到 Ⅳ 期。其中 0 期和 Ⅰ 期为早期膀胱癌，Ⅲ 期和 Ⅳ 期为晚期膀胱癌。0 期表示癌症仅限于膀胱内膜，Ⅳ 期表示癌症已经扩散到远处的器官或淋巴结。

0 期：非侵袭性表浅性膀胱癌（Ta，Tis）。

Ⅰ期：肿瘤侵犯膀胱黏膜和/或肌层（T1，T2）。

Ⅱ期：肿瘤侵犯肌层，并且可能侵犯膀胱周围组织（T2）。

Ⅲ期：肿瘤侵犯膀胱周围组织、前列腺、子宫颈等（T3，T4a）；或有盆腔淋巴结受累（N1～N3）。

Ⅳ期：有远处转移（M1）或肿瘤侵犯邻近器官如骨盆壁、腹膜、腹膜后器官（T4b）。

分期的确定对于选择合适的治疗方案和评估预后非常重要。

2.6.8 为什么膀胱癌容易复发？

膀胱癌容易复发的原因有多种，包括以下几个方面：

（1）膀胱黏膜易受损。膀胱黏膜处于持续受到刺激的环境中，即尿液中的有害物质和化学物质长期刺激，可能导致黏膜损伤，增加癌细胞发生的风险。

（2）癌细胞残留。即使在手术切除肿瘤后，也有可能残留少量癌细胞在膀胱组织中，这些残留的癌细胞可能会重新生长并导致癌症复发。

（3）多发性病灶。膀胱癌患者可能不仅仅患有一个肿瘤，有时可能同时存在多个病灶，这增加了复发的可能性。

（4）高危因素。一些膀胱癌患者可能有与高度复发风险相关的因素，如高级别的肿瘤分级、深浸润性肿瘤、肿瘤侵犯淋巴管等。

（5）未能完全清除病因。有时手术或其他治疗可能未能完全清除引发癌症的病因，例如长期暴露于含有致癌物质的环境中。

因此，对于膀胱癌患者，特别是有复发风险的患者，需要进行定期的随访和检查，以便及早发现和处理复发的情况。

2.7 膀胱癌的诊断

2.7.1 诊断膀胱癌需要做哪些影像学检查？

诊断膀胱癌需要进行多种影像学检查，以便确定癌症的位置、大小、深度和扩散情况。以下是常用的影像学检查：

（1）膀胱镜检查/诊断性经尿道膀胱肿瘤电切术。这是诊断膀胱癌的最可靠方法之一。医生通过膀胱镜检查膀胱内膜，以确定是否存在肿瘤。如果发现异常，医生可能会进行活检以确定是否为癌症。对于初诊的膀胱肿瘤，如果没有明确提示肌层浸润的证据，一般首先进行诊断性经尿道膀胱肿瘤电切术，以明确膀胱肿瘤病理类型和分级，以及明确肿瘤是否浸润到膀胱肌层，即明确是非肌层浸润性膀胱癌还是肌层浸润性膀胱癌。对于前者而言，采用此法既能诊断肿瘤也能达到治疗的目的；对于后者而言则只能明确诊断。

（2）腹部超声。这是一种无创的检查方法，可以检查膀胱和周围组织的情况，确定是否存在肿瘤。

（3）CT扫描。这是一种常用的影像学检查方法，可以提供详细的图像，以确定肿瘤的大小、位置和扩散情况。CT检查具有经济、操作简便、可重复检查、扫描范围广等优势。影像学显示肿瘤病灶呈菜花状、乳头状或丘地状分布，以等密为主，部分可见钙化病灶。临床实践中发现，CT对微小病灶及微转移病灶检出率较低，无法判定原位癌及输尿管受侵情况，在术前诊断、分期中的应用价值有待提高。虽然CT影像学上肿瘤病灶与膀胱壁的密度较为相似，临床仅根据肿瘤基底部线的连续性、膀胱壁僵硬情况等判断浸润深度，诊断T1、T2期的准确率较低，但能够清楚显示膀胱组织、邻近组织、淋巴结等受侵情况，能够提高T4期诊断符合率。

（4）MRI扫描。这是一种高级别的影像学检查方法，可以提供更详细的图像，以确定肿瘤的大小、位置和深度。MRI具有软组织分辨率高、多方位成像、安全等优势，能够提高对膀胱癌的诊断准确率。MRI影像学显示为肿瘤成乳头状或菜花状，腔内型表现为T1等信号，T2高信号，与低信号尿液有清晰边界；浸润型为局限增厚，T1上可见清晰病灶，T2膀胱低信号带中断；腔外型膀胱壁形态异常，T2上局部膀胱壁信号带连续性欠佳。临床研究中发现，MRI影像上，T1尿液为低信号，膀胱外脂肪组织为高信号；T2反之，且正常膀胱壁在T2上有完整低信号环，可以此为标志，判断膀胱壁浸润程度、周围组织受侵情况，能够提高对肿瘤分期的诊断准确率。但MRI常规序列很难区分炎性反应和病灶，会增加疾病误诊率。

（5）PET-CT扫描。这是一种结合了正电子发射断层扫描和CT扫描的影像学检查方法，可以提供更全面的信息，以确定肿瘤是否扩散到其他部位。

（6）荧光膀胱镜。荧光膀胱镜在膀胱癌早期诊断和术后监测中的作用日益突出。其基本原理为：肿瘤组织能选择性地积聚某些光敏剂或荧光物质，并在一定波长的光源激发下发出特异性的荧光，从而与正常组织相区别。目前报道的光敏剂为5-氨基酮戊酸（5-ALA）及其衍生物氨基酮戊酸己酯（HAL）。5-ALA可自由通过细胞膜，当外界给予足够量的5-ALA时，细胞内5-ALA持续转化为荧光物质PpIX，细胞内PpIX含量升高。PpIX可高选择性地在肿瘤组织内聚积，在特定波长照射下肿瘤组织中的PpIX发出红色荧光，从而与正常组织发出的蓝色荧光相区别。

（7）超声造影。超声造影剂是一种纯血池显影剂，目前国内用的超声造影剂声诺维能清楚显示病灶内外的血流灌注情况。随着超声造影技术广泛用于超声诊断，超声的准确率有效提高，尤其是对肿瘤性和非肿瘤性病变的诊断及鉴别诊断。而且超声造影剂使用安全方便，较CT显影剂使用剂量少，能对病灶内的微血流灌注情况进行动态实时监测。超声造影是在二维超声多切面扫查显示的基础上，通过造影而显示膀胱癌的形态、大小及肿瘤的肌层侵犯层次和血流灌注情况。根据《中国超声造影临床应用指南》及相关文献，制定超声造影对膀胱癌的影像学分期标准：Ta～T1期，肿瘤灌注相明显早于膀胱基底部肌层，增强强度也高于基底部及周边膀胱壁肌层组织，消退时间近似正常膀胱肌层，肿瘤基底部膀胱壁显示清楚，连续性好，呈亮线征；T2a期，不到1/2的膀胱肌层与肿瘤造影灌注同步，增强强度一致；T2b期，超过1/2的膀胱壁与肿瘤造影灌注同步，增强强度一致；T3～T4期，膀胱壁全层或周围组织被增强的肿瘤组织替代。

总之，对于膀胱癌的诊断，需要进行多种影像学检查以确定肿瘤的位置、大小、深度和扩散情况，以便制定最佳的治疗方案。

2.7.2 诊断膀胱癌一定要做膀胱镜检查吗？

膀胱镜检查是诊断膀胱癌最可靠的方法之一，但并不是一定要做的。膀胱镜检查可以直接观察膀胱内壁，并且可以进行活检以确定是否存在癌症。然而，膀胱镜检查是一种侵入性检查，可能会给患者带来一定的不适和风险。

目前，尿脱落细胞学检查和膀胱镜检查是临床上诊断膀胱癌最可靠的方法。传统的尿脱落细胞学检查虽为无创检查，但敏感性低，易受到结石、炎症等因素的影响而出现假阳性结果。而膀胱镜检查为有创检查，且对于肉眼看不见的微小肿瘤容易造成漏诊。

2 尿路上皮性肿瘤

对于初诊的膀胱肿瘤，如果没有明确提示肌层浸润的证据，一般首先进行诊断性经尿道膀胱肿瘤电切术。其目的有以下两个：第一是明确膀胱肿瘤病理类型和分级；第二是明确肿瘤是否浸润到膀胱肌层，即明确是非肌层浸润性膀胱癌还是肌层浸润性膀胱癌。对于前者而言，采用此法既能达到诊断的目的也能达到治疗的目的；对于后者而言则只能明确诊断。

除了膀胱镜检查外，还可以通过其他影像学检查来初步判断是否存在膀胱癌，例如腹部超声、CT 扫描、MRI 检查和 PET‐CT 扫描等。这些检查可以提供有关膀胱内肿瘤的位置、大小和扩散情况的信息。

在实际临床中，医生通常会根据患者的具体情况和症状来决定是否进行膀胱镜检查。如果存在疑似膀胱癌的症状或其他检查结果异常，医生通常会建议进行膀胱镜检查以获取更确切的信息。

2.7.3 基因检测可以诊断膀胱癌吗？

基因检测在膀胱癌的诊断和治疗中扮演着重要的角色。膀胱癌的发生和进展通常与一系列基因的异常表达和突变有关，因此，基因检测可以用于确定膀胱癌的特定基因变化，以指导治疗和预后评估。在临床实践中，基因检测可以用于以下方面：

（1）预后评估。某些特定的基因变异可以影响膀胱癌的预后。通过检测这些基因变异，可以帮助医生评估患者的预后，并制定个体化的治疗方案。

（2）靶向治疗。一些基因变异可以成为靶向治疗的标志，例如免疫检查点抑制剂和靶向药物。通过检测这些基因变异，可以确定患者是否适合接受特定的靶向治疗。

（3）遗传易感性。某些基因变异可能与膀胱癌的遗传易感性相关。通过基因检测，可以帮助确定患者是否存在家族遗传风险，从而指导家族遗传咨询和筛查。

总之，基因检测在膀胱癌的诊断和治疗中具有重要意义，可以为医生提供更多的信息，帮助制定个体化的治疗方案，并指导预后评估。

2.7.4 膀胱癌的病理分型有哪些？

膀胱癌的病理分型主要包括以下几种：

（1）移行细胞癌。这是最常见的膀胱癌类型，约占所有膀胱癌的 90% 以上。它起源于膀胱内壁的移行上皮细胞，可以分为非肌层侵袭性和肌层侵袭性两种类型。

（2）鳞状细胞癌。这种类型的膀胱癌起源于膀胱内壁的鳞状上皮细胞，通常与长期慢性膀胱炎、结石或慢性感染有关。

（3）腺癌。这种类型的膀胱癌起源于膀胱内壁的腺上皮细胞，相对较少见。

除了上述主要类型外，还有一些少见的膀胱癌类型，如小细胞癌、未分化癌等。

病理分型对于膀胱癌的治疗和预后评估非常重要，因为不同类型的膀胱癌可能对治疗的反应和预后有所不同。因此，在确定膀胱癌的病理类型后，医生可以更好地制定个体化的治疗方案。

2.8 膀胱癌的治疗

2.8.1 为什么说膀胱癌分期是其手术治疗的基石？

膀胱癌的分期是其手术治疗的基石，这是因为膀胱癌的分期可以指导医生选择最合适的治疗方案，并对手术后的预后进行评估。手术治疗是膀胱癌的主要治疗手段，所以选择合理的手术方案是膀胱癌治疗的关键。手术治疗方案主要包括经尿道膀胱肿瘤电切术、钬激光膀胱肿瘤切除术、部分膀胱切除术及根治性膀胱切除术等。

膀胱癌的分期通常采用 TNM 分期系统，其中 T 代表原发肿瘤的大小和侵袭深度，N 代表淋巴结转移的情况，M 代表远处转移的情况。根据 TNM 分期，膀胱癌可以分为以下几个阶段：

（1）非肌层侵袭性膀胱癌。这是早期的膀胱癌，肿瘤仅局限于膀胱内壁，没有侵犯肌层。这种膀胱癌通常可以通过局部切除或内镜切除等保留膀胱的手术治疗方法进行治疗。

（2）肌层侵袭性膀胱癌。这是中晚期的膀胱癌，肿瘤已经侵犯了膀胱肌层。这种膀胱癌通常需要进行膀胱切除手术，并可能需要辅助化疗或放疗等治疗方法。

（3）淋巴结转移。当膀胱癌淋巴结转移时，手术治疗仍然是主要的治疗方式，但可能需要更广泛的淋巴结清扫和辅助化疗等治疗方法。

（4）远处转移。当膀胱癌发生远处转移时，手术治疗的作用相对较小，通常需要采用化疗、靶向治疗或免疫治疗等系统治疗方法。

2.8.2 浅表性膀胱癌与浸润性膀胱癌的手术治疗方式有何不同？

浅表性膀胱癌与浸润性膀胱癌的手术治疗方式有所不同。

对于浅表性膀胱癌，通常采用经内镜下的切除术，也就是经尿道膀胱肿瘤切除术。这种手术方式可以通过内镜直接观察到肿瘤，然后使用电刀或激光等工具将肿瘤切除，通常不需要开放性手术。

而对于浸润性膀胱癌，由于肿瘤已经侵犯到膀胱壁深层组织甚至肌层，通常需要进行更为复杂的手术，如部分膀胱切除术或全膀胱切除术。部分膀胱切除术是将患部膀胱及其周围组织切除，然后进行膀胱重建术。而全膀胱切除术则是将整个膀胱连同附属器官一起切除，然后进行尿流改道术。

目前公认浸润性膀胱癌的标准手术治疗为全膀胱切除＋同期盆腔淋巴结清扫术，但对于不能耐受全切除或不愿接受全切除的患者，能否采用保留膀胱手术的综合治疗，国内外学者仍有争议。

淋巴结阴性浸润性膀胱癌患者行扩大淋巴结清扫术有助于确定肿瘤分期。无淋巴结转移患者与淋巴结转移患者相比预后较好。然而，在出现淋巴结转移的患者中，通过扩大淋巴结清扫术能切除更多可能已经发生微转移改变但是病理切片检查未能发现的"阴性"淋巴结。因此，对部分未发生淋巴结转移的患者行扩大淋巴结清扫术所带来的生存获益，可能是因为切除了微转移病灶。获得的淋巴结数目及位置是衡量手术质量和判断患者预后的重要指标。

（1）保留盆腔脏器的膀胱切除术。近年来，随着科学技术的进步以及患者对生活质量要求的提高，在保证肿瘤控制的同时要求保留腹膜、前列腺、阴道和子宫等腹腔脏器。保留腹腔脏器的意义在于能够保留性功能并有利于排尿。全膀胱切除同时行扩大淋巴结清扫术后进行背外侧腹膜重建能够显著减少术后肠梗阻的发生率，并提高患者的生活质量。目前认为，保留男性性功能的手术方法适应证较窄，仅适用于对性功能有强烈要求的年轻患者。保留女性生殖器官的全膀胱切除包括保留阴道前壁的全膀胱切除和保留全部女性内生殖器官的全膀胱切除。女性膀胱三角和膀胱底未受累、双合诊未触及明显后侧包块及无淋巴结肿大表明膀胱肿瘤未侵犯盆腔器官，是判断能否行保留女性生殖器官的全膀胱切除的标准。保留子宫能避免阴道缩短从而保留患者的性功能，增加性满意程度，有助于提高生活质量。对于行原位新膀胱手术的患者，保留子宫能显著改善排尿功能。

（2）膀胱部分切除术。目前浸润性膀胱癌保留膀胱手术的方式主要有膀胱部分切除术和根治性经尿道膀胱肿瘤电切术。保留膀胱手术能减少对性功能及肠道功能的影响，并能减少尿流改道术对生活造成的影响。局限性且边缘清楚的实体肿瘤（<5 cm）以及膀胱憩室肿瘤的患者可行膀胱部分切除术，但是膀胱憩室肿瘤合并原位癌或是多灶性肿瘤的患者保留膀胱有较高的复发风险。膀胱部分切除术同期行盆腔淋巴结清扫能明确肿瘤的分期并且能提高患者的生存率，但膀胱部分切除术同期行盆腔淋巴结清扫在临床实践中的应用较少。有研究表明，膀胱部分切除术的 5 年总体生存率和肿瘤特异性生存率与全膀胱切除相当。

（3）三联疗法。三联疗法是指经尿道膀胱肿瘤切除术联合放化疗的综合治疗方案。美国国立综合癌症网络和欧洲泌尿外科协会指南均推荐浸润性膀胱癌患者使用三联疗法。三联疗法方案主要包括两种，即非三联化疗和连续三联化疗，其中非三联化疗较为常用。两种化疗方案均先行最大化经尿道膀胱肿瘤切除术，连续三联化疗后续直接进行连续放化疗；非连续三联疗法后续行诱导放化疗。与连续放化疗相比，差别在于后者治疗结束后行膀胱镜活检，并以新的活检结果作为进一步治疗的指导。如果活检阴性继续行巩固化疗，活检阳性则行全膀胱切除。三联疗法适应证包括微小乳头状癌、非肿瘤相关肾积水、非同期发现原位癌等。此种方法也应用于身体状况不佳的 T3～T4 期患者。部分患者不愿接受或无法耐受全膀胱切除，特别是老年患者，基础疾病多，多数无法耐受全膀胱切除。由于伴有原位癌的浸润性膀胱癌复发率较高，因此不适合使用保留膀胱三联疗法。

总的来说，浅表性膀胱癌的手术治疗通常较为简单，而浸润性膀胱癌的手术治疗则较为复杂且可能涉及更大范围的切除和重建。

2.8.3 膀胱癌术后复发如何治疗？

膀胱癌术后复发的治疗方法通常取决于复发的具体情况和患者的整体健康状况。以下是一些常见的治疗方式：

（1）再次手术。如果膀胱癌术后出现复发，可能需要进行再次手术，以切除复发的肿瘤或移除受影响的组织。这可能包括部分膀胱切除术或全膀胱切除术，具体取决于复发的位置和范围。

（2）放疗。膀胱癌的放疗常用的形式主要有膀胱内照射和体外照射。但膀胱癌对放疗不敏感，放疗主要是作为手术和化疗的辅助治疗或不能手术的晚期膀胱癌改善症状的姑息性治疗。放疗可以用于治疗膀胱癌的复发，特别是对于无法进行手术的患者或手术后肿瘤无法完全切除的情况。放疗可以通过高能量的辐射来杀死癌细胞或减缓其生长。

（3）化疗。化疗可以用于治疗复发的膀胱癌，特别是癌细胞已经扩散到其他部位的情况。化疗药物可以通过静脉输注或口服给药来杀死癌细胞或减缓其生长。尿路移行上皮癌对铂类、吉西他滨、阿霉素及紫杉醇等化疗药物敏感，指南推荐化疗是浸润性膀胱癌除根治性手术之外的重要辅助治疗手段，主要方式包括术前新辅助化疗及术后辅助化疗。一项大样本量的单中心回顾性研究数据分析显示，在淋巴结阳性的膀胱癌患者的亚组分析中，认为辅助化疗是生存的重要预后因素，辅助化疗后淋巴结阳性患者的5年生存率达到39%，而未行化疗患者的5年生存率在17%~33%。

（4）免疫疗法。生物免疫治疗是提取、培养自身的体细胞、细胞因子、树突状细胞疫苗和生物反应调节剂回输到患者体内对抗肿瘤细胞，或激活自身免疫系统的效应细胞来杀伤或抑制肿瘤细胞。它是通过调动宿主的天然防卫机制或给予机体某些物质来取得抗肿瘤效应的一种治疗手段。免疫治疗用的体细胞是从人体提取后在体外大量扩增的患者自身免疫细胞，主要包括 NK、LAK、TIL、CIK、DC、CD3AK 和 AKM 细胞等；而细胞因子包括干扰素、白介素、造血刺激因子、肿瘤坏死因子和修复因子等，如 IL-2、IFN-γ、IL-1α；树突状细胞是体内最强的抗原提呈细胞，可诱导机体对肿瘤产生特异、持久的主动免疫应答；生物反应调节剂则有细菌类、微生态型和真菌多糖类等。与传统的治疗方法不同，生物治疗主要是调动人体的天然抗癌能力，所以具有安全性好、作用广泛、持久性和彻底性强的特点。目前 CIK/NK 的免疫治疗已经在临床广泛推广，并取得了一定的成果。针对膀胱癌的免疫疗法也是一个治疗复发的选择。这些疗法可以帮助患者增强自身的免疫功能，有助于身体更好地对抗癌细胞。

（5）靶向治疗。目前常用的靶向药物有针对 HER-2/neu 原癌基因产物的 Herceptin、抗表皮生长因子受体的 IMC-C225 和抗血管内皮生长因子受体的 Avastin 等，研制中的新药有针对 HER-2 产物的 TAK-165。常用小分子化合物类药物有酪氨酸激酶抑制剂 STI571 和抗表皮生长因子受体的 ZD1839 与 OSI774 等。有实验研究表明舒尼替尼联合表柔比星具有协同细胞毒作用，能抑制膀胱肿瘤细胞的生物学行为如增殖、侵袭和转移，这也提示酪氨酸激酶受体抑制剂有针对性地联合化疗方案可能在未来成为一种新的晚期膀胱癌的治疗方法。针对特定类型的膀胱癌，可能会使用靶向治疗药物，这些药物可以针对癌细胞的特定变化进行作用，从而抑制癌细胞的生长和扩散。

（6）中医治疗。膀胱癌在中医属"尿血""血淋""癃闭""淋病"等范畴，中医许多文献都有记载。现代孙桂芝教授就认为补益脾肾是治疗的关键，所以在治疗选方时，多采用补益脾肾、清利湿热、泻火祛瘀，攻补兼施，辨证施治。四君子汤可益气健脾，温而不燥，健运后天之本、气血生化之源。另可根据患者的情况联合金匮肾气丸加减。清利湿热用八正散加减，以瞿麦、萹蓄通利下焦湿热，兼凉血分之热。若血热明显则可加生地、紫草。栀子清三焦之湿热从小便出。木通苦寒利心火下行，清小肠之火。车前子、滑石除膀胱湿热，滑利尿道。合灯芯草、甘草梢，缓急止痛，通利尿道；酌加莲子心去除心火。

2.8.4 膀胱癌术后为什么要进行膀胱灌注？灌注方式是什么？灌注方案有哪些？

膀胱癌术后进行膀胱灌注的主要目的是预防或治疗膀胱癌的复发。膀胱灌注是指将药物直接注入膀胱内，以达到杀灭残留癌细胞、预防复发或减少术后并发症的目的。这种治疗方式可以最大限度地减少药物对其他组织的影响，同时提高药物在膀胱内的浓度，增加治疗效果。

膀胱灌注通常是医生在膀胱内放置一个导尿管，然后通过导尿管将药物注入膀胱内。通常情况下，患者需要保持膀胱内灌注药物一段时间，然后排尿将药物排出体外。

膀胱热灌注化疗把热疗和化疗综合性地结合在一起，提高了对膀胱肿瘤的疗效。有研究表明，给予膀胱内灌注丝裂霉素并局部微波热疗能有效地预防浅表性膀胱癌术后复发，提高患者的生存率和生存质量，明显优于单纯化疗组。

常见的膀胱灌注方案包括：

（1）膀胱癌术后化疗药物灌注。术后化疗药物可以通过膀胱灌注的方式直接注入膀胱内，以杀灭残留的癌细胞或预防复发。尿路移行上皮癌对铂类、吉西他滨、阿霉素及紫杉醇等化疗药物敏感。

（2）膀胱癌术后免疫疗法灌注。针对某些特定类型的膀胱癌，也可以通过膀胱灌注的方式给予免疫疗法,以帮助患者的免疫系统更好地对抗癌细胞。

(3)防止膀胱术后并发症的膀胱灌注。有时也会在膀胱术后进行抗感染药物的膀胱灌注,以预防感染等并发症的发生。

2.8.5 膀胱癌必须行全切术吗?

膀胱癌的治疗方案取决于癌症的类型、病情的严重程度以及患者的整体健康状况。根治性膀胱切除术是一种治疗膀胱癌的手术方式,但并非所有患者都需要进行全切术。

全切术通常被用于治疗高级别的膀胱癌或者侵袭性较强的情况。在全切术中,整个膀胱以及可能受到癌症侵犯的周围组织(如部分尿道、前列腺、输精管等)都会被切除。在这种情况下,需要进行膀胱重建手术,以使患者能够排尿。

然而,并非所有的膀胱癌患者都需要进行全切术。对于早期诊断的、浅表性的膀胱癌,可能会选择保留部分膀胱、进行局部切除手术或者膀胱内治疗,如经膀胱镜的刮除术、膀胱内药物灌注等。这些治疗方式可以保留部分膀胱组织,从而减少手术的影响。

总的来说,治疗膀胱癌的方式需要根据患者的具体情况,包括肿瘤的类型、大小、分级,以及患者的整体健康状况等来决定。

2.8.6 什么是膀胱癌的新辅助化疗?

膀胱癌的新辅助化疗是指在手术治疗之前进行的化疗。这种治疗策略旨在通过化疗来缩小肿瘤的体积、减少肿瘤的侵袭性,或者减少肿瘤在手术后的复发风险。

美国的纪念斯隆-凯瑟琳癌症中心最早将MVAC方案(即甲氨蝶呤、长春新碱、阿霉素、顺铂联合化疗方案)应用于肌层浸润性膀胱癌患者。2003年新辅助化疗疗效才被一级证据支持。MVAC方案是膀胱癌新辅助化疗史上的里程碑。目前新辅助化疗被多个指南共同推荐。研究表明,新辅助化疗能提高浸润性膀胱癌患者5%~8%总体生存率。新辅助化疗具有以下优点:术前患者身体状况佳,对化疗药物的耐受性好;可以明确患者对化疗药物的敏感性;有助于消灭早期肿瘤微转移灶;可降低肿瘤分期,减少手术的难度。新辅助化疗的缺点在于可能延误部分对化疗方案不敏感和疾病进展迅速的患者的手术时机。

通常情况下,新辅助化疗是指在行膀胱切除术(也称为膀胱全切术)之前进行的化疗。这种治疗策略可以在手术前减少肿瘤的体积，从而使手术更容易进行，同时也可以减少手术后的复发风险。

新辅助化疗的具体方案通常由专业医生根据患者的具体情况来制定。化疗药物的选择、剂量和疗程都会根据肿瘤的类型、分级和患者的整体健康状况来确定。临床分期为 T2～T4a 期并且可以耐受化疗结束后下一阶段手术或放疗的浸润性膀胱癌患者是新辅助化疗的适用人群。MVAC 和 GC（吉西他滨和顺铂）这两种方案是目前最具代表性的新辅助化疗方案。在进行新辅助化疗时，医生会密切监测患者的反应和副作用，以确保治疗的安全性和有效性。

（1）膀胱热灌注化疗。它把热疗和化疗综合性地结合在一起，提高了对膀胱肿瘤的疗效。有研究表明，给予膀胱内灌注丝裂霉素并局部微波热疗能有效地预防浅表性膀胱癌术后复发，提高患者的生存率和生存质量，明显优于单纯化疗组。

（2）动脉灌注化疗。其具有局部药物浓度高、杀伤力强等特点，其疗效优于全身化疗，常用于新辅助化疗。高浓度的化疗药物能抑制肿瘤细胞的进一步分化和新生血管的生成，对膀胱黏膜下肌层、膀胱周围组织、盆腔内浸润的癌细胞、淋巴结和血管内癌细胞均有明显的杀伤作用。以此法进行新辅助化疗，部分患者可得到根治性手术的机会。

（3）联合化疗。联合化疗多用于晚期不能切除或已有远处转移的浸润性膀胱癌患者，可提高患者的生存率，改善其生活质量。一直以来 MVAC 化疗方案是晚期膀胱癌的标准化疗方案。近年来一些新化疗药物如吉西他滨、紫杉醇和多西他赛等被研制并应用于临床。吉西他滨与铂类药物有协同抗肿瘤作用，而且副作用较温和。临床研究表明采用 GC 方案与采用 MVAC 方案在有效率、疾病进展时间、患者总生存时间等方面均相近，但不良反应及化疗相关死亡率前者明显低于后者，因此 GC 方案已取代 MVAC 方案成为晚期膀胱癌新的标准化疗方案，得以广泛应用并推荐至膀胱癌的术后辅助化疗。

尽管新辅助化疗具有多种优点，但目前在浸润性膀胱癌患者中未能得到广泛开展。新辅助化疗对于预防远处转移的效果是显著的，但是对于预防盆腔复发，仅能起到推迟肿瘤复发的效果。

总的来说，新辅助化疗是膀胱癌综合治疗方案中的一种重要组成部分，可以帮助提高手术治疗的成功率，减少术后的复发风险。

2.8.7 哪些膀胱癌患者适合卡介苗灌注治疗？

卡介苗是一种常用于治疗早期膀胱癌的免疫治疗药物。卡介苗灌注治疗适用于以下类型的膀胱癌患者：

（1）早期膀胱癌患者。卡介苗灌注治疗通常适用于早期的、非肌层侵袭性的膀胱癌，特别是对于高危浅表性膀胱癌（如高级别平滑肌浸润膀胱癌）的治疗。

（2）预防复发的患者。对于已经接受了膀胱肿瘤切除术的患者，卡介苗灌注治疗可以帮助预防肿瘤的复发。

（3）适合卡介苗治疗的患者。患者需要符合一定的健康状态要求，以确保他们能够耐受卡介苗治疗的副作用。对于存在严重泌尿系感染、免疫系统功能受损或其他禁忌证的患者，可能不适合接受卡介苗治疗。

总的来说，卡介苗灌注治疗通常适用于早期非肌层侵袭性膀胱癌患者，特别是高危浅表性膀胱癌的治疗。

2.8.8 膀胱癌可以治愈吗？

膀胱癌是一种常见的恶性肿瘤，治疗的效果取决于多种因素，包括肿瘤的类型、分级、扩散程度以及患者的整体健康状况等。对于早期诊断的膀胱癌，通过手术切除肿瘤和随后的化疗或放疗，可以实现治愈。然而，对于晚期膀胱癌，治愈的可能性较低，治疗的目标通常是延长患者的生存期和提高生活质量。

2.8.9 膀胱灌注会出现哪些并发症？

膀胱灌注是一种常见的治疗早期非肌层侵袭性膀胱癌的方法，但它可能会引起一些并发症。以下是一些可能出现的并发症：

（1）灌注化学药物相关并发症

①化学性膀胱炎。症状轻者持续约数日后可自行缓解，也可给予对症治疗；对于症状较重者，如出现大量血尿，持续尿频、尿急的患者，应暂时停止灌注治疗，并遵照膀胱炎的治疗原则予以积极治疗。

②膀胱壁钙化。多由于反复多次灌注化疗药物引起，一般不需要作特殊治疗。

③其他。胃肠道反应、嗜睡、乏力也比较常见，系药物吸收后系统表现，往往持

续时间不长,大多在患者恢复饮食排尿后缓解。膀胱挛缩、肺间质纤维化发生率较低,一旦发生应停止药物灌注。

(2)灌注卡介苗相关并发症

①发热、全身不适,合类似流感样症状。如果体温超过 38.5 ℃连续超过 2 天,应考虑播种性结核杆菌感染,需要停用卡介苗,同时进行抗结核治疗。

②膀胱刺激症状。症状轻者停用卡介苗至症状消失,并积极给予非甾体抗炎药、抗胆碱能药物治疗。

③其他器官的肉芽肿性病变。通过胸部 X 线检查和肝脏组织针刺活检进行诊断,治疗上需停用卡介苗,进行抗结核治疗。

④脓毒血症。一旦发生即需要积极抗结核治疗,必要时考虑使用类固醇激素。另外,卡介苗灌注时机一般选择在手术 2 周后创面修复同时无肉眼血尿情况下进行。

⑤卡介苗灌注后还可能发生肝肾功能损害、皮肤过敏反应、关节炎等免疫炎性反应,发生后需积极抗结核治疗。

需要注意的是,虽然膀胱灌注治疗可能引起一些并发症,但大多数患者可以通过适当的处理和治疗来缓解这些症状。

2.9 尿路上皮性肿瘤的随访和健康管理

2.9.1 尿路上皮性肿瘤患者术后饮食上需要注意什么?

尿路上皮性肿瘤患者术后饮食上需要注意以下几点:

(1)饮食要清淡。术后患者的消化系统可能会比较敏感,因此饮食应以清淡、易消化的食物为主,避免油腻、刺激性食物。

(2)多饮水。多喝水有助于排出体内的废物和毒素,保持尿道通畅,有利于术后康复。

(3)控制盐分摄入。尿路上皮性肿瘤患者术后可能会有水肿的情况,因此需要控制盐分摄入,避免加重水肿。

(4) 增加蛋白质摄入。适量摄入优质蛋白质有助于伤口愈合和恢复身体功能。

(5) 多摄入富含维生素和矿物质的食物。多食用新鲜蔬菜、水果、全谷类等，有助于提高免疫力，促进术后康复。

总之，术后患者的饮食应以清淡、均衡、多样化为原则，避免生冷油腻等刺激性食物，有助于术后康复和身体健康。同时，术后患者还需根据个人的实际情况和医生的建议进行饮食调整。

2.9.2 膀胱癌的预后怎么样？

膀胱癌的预后因患者年龄、癌症分期、治疗方法等因素而异。以下是一般情况下膀胱癌的预后情况：

(1) 早期膀胱癌（非浸润性膀胱癌）的预后较好，五年生存率可达90%以上。但是早期膀胱癌容易复发，需要定期随访和治疗。

(2) 进展期膀胱癌（浸润性膀胱癌）的预后较差，五年生存率约为50%。但是如果及时诊断，手术治疗和辅助治疗有效，预后可得到明显改善。

(3) 对于转移性膀胱癌，预后较差，五年生存率较低。但是通过综合治疗，如手术、放疗、化疗、免疫治疗等，可以延长患者的生存时间和提高生活质量。

总之，膀胱癌的预后与多种因素相关，包括癌症分期、患者年龄、治疗方法等。对于膀胱癌患者，及时诊断、早期治疗和定期随访是提高预后的关键。

2.9.3 肾盂和输尿管肿瘤定期随访要做哪些检查？

肾盂和输尿管肿瘤术后需要密切随访以监测可能会发生的局部肿瘤复发和远处转移。目前推荐至少随访5年。包括：

(1) 膀胱镜检查

检查有无膀胱肿瘤的复发，术后第一年每三个月一次；术后第2~3年每半年一次；此后每年一次。

(2) CT 或 MRI

①腹盆部的 CT 或 MRI 检查用于评估有无局部复发以及对侧复发，术后1~2年每半年复查一次；术后3~5年每年复查一次。

②骨扫描以及胸部 CT 用于检查有无远处转移。

(3) 其他检查

包括体格检查、肝肾功能检查等。

2.9.4 膀胱癌定期随访要做哪些检查？

依据德国和欧洲泌尿外科协会指导方针提出膀胱癌术后随访方案如下：

(1) 浅表膀胱癌（pTa，pT1，pTis）

①尿道膀胱镜检查。预后良好（pTa，G1，孤立性，肿瘤直径<3cm，无原位癌）膀胱镜检查无复发者5年后终止检查。原发肿瘤预后良好肿瘤复发者，前2年每3个月检查1次；第3、4年每6个月检查1次；以后每年检查1次，至少随访10年。高度进展危险的膀胱癌（pT1，G3，多发性，原位癌）35%的患者术后应视为有肿瘤残存，需在1～6周内行再切除并需终生严密观察。膀胱镜检查发现新的复发肿瘤，再切除后3个月内再复查。

②系统膀胱黏膜活检。膀胱镜检查黏膜正常者无需活检，怀疑有原位癌的区域必须活检，黏膜外观正常而尿细胞学检查阳性者增加尿道前列腺部活检。

③尿路造影。无症状者仅在有高度进展危险或膀胱肾反流或尿细胞学检查阳性时造影。

④尿细胞学检查。原发低分化癌及有原位癌者必须检查，高、中度分化癌建议检查。

⑤超声检查。可早期发现泌尿系统梗阻。侵犯肌层和局部进展的膀胱癌为早期发现复发或转移，2年内必须严密观察，除体检外还包括超声、胸片、CT或磁共振等检查。保留尿道者需终生作尿道冲洗细胞学检查。高进展危险肿瘤，除定期行上尿路尿细胞学检查外，随访第1个月增加尿路造影；低进展危险肿瘤无原位癌者，可采用超声检查和尿细胞学检查代替尿路造影。

(2) 尿流改道

①体检。注意尿流改道口周围皮肤刺激和外口狭窄。

②超声。长期定时检查以早期发现泌尿系梗阻以及结石形成。

③实验室和血气分析。特别注意高氯高钾代谢性酸中毒、血肌酐升高和低钙血及氨值升高。术后第36个月起注意维生素B12和叶酸缺乏。

④尿路感染。肾盂肾炎、反复发作感染、结石及合并糖尿病者需给予治疗。

⑤内腔镜检查。术后第 3 年开始每年一次腔镜检查。

膀胱癌的定期随访通常需要做以下检查：

(1) 膀胱镜检查。定期进行膀胱镜检查是非常重要的，可以直接观察膀胱内壁的情况，发现肿瘤复发或新生的肿瘤。

(2) 尿液细胞学检查。通过检查尿液中的细胞来发现癌细胞，有助于发现早期的癌细胞。

(3) 腹部超声检查。超声检查可以帮助医生观察膀胱和周围器官的情况，对于发现肿瘤复发或新的肿瘤具有一定的帮助。

(4) CT 扫描。CT 扫描可以全面观察膀胱及其周围组织的情况，有助于发现肿瘤的复发或转移。

(5) 肿瘤标志物检查。如膀胱肿瘤抗原、核基质蛋白、免疫细胞、端粒酶、膀胱癌酶联免疫吸附测定、细胞角蛋白 19 酶联免疫吸附测定、Microsatellite LOH、细胞角蛋白、HA-HAase、尿组织多肽特异性抗原及黏液素 7 等分子进行检测，有助于评估肿瘤的状况。

(6) 体格检查。包括体温、体重、淋巴结肿大等情况的检查，有助于评估患者的整体健康状况。

以上检查项目可以帮助医生及时发现膀胱癌的复发或新生的肿瘤，以便及时调整治疗方案，提高患者的生存率和生活质量。具体的随访方案还需根据患者的具体情况和医生的建议而定。

3

前列腺肿瘤

3.1 认识前列腺

3.1.1 什么是前列腺？

前列腺是男性生殖器附属腺中最大的实质性器官，由前列腺组织和肌组织构成。前列腺是男性生殖系统中重要的性腺器官，外形似栗子，位于耻骨联合后方、小骨盆内。前列腺尖端抵近盆底肌，其环绕尿道的部分即为尿道外括约肌；后方与膀胱颈部相连，并且可能凸向膀胱内；腹侧附着于耻骨后，间隙内有阴茎背深静脉等血管穿行；背侧与直肠以狄氏间隙相隔，两侧有包含阴茎勃起神经的血管神经束通过。正常前列腺横径约 4 cm，垂直径约 3 cm，前后径约 2 cm。前列腺体积随年龄增长而增长，儿童和老年阶段其体积增长较快，而青年阶段其增长处于相对静止状态。另外，前列腺是人体非常少有的具有内外双重分泌功能的性分泌腺，作为外分泌腺，前列腺每天分泌约 2 mL 的前列腺液，构成精液的主要成分；作为内分泌腺，前列腺可以分泌前列腺素。

3.1.2 前列腺的作用是什么？

(1) 具有外分泌功能。前列腺是男性最大的附属性腺，亦属人体外分泌腺之一。它分泌的前列腺液是精液的重要组成成分，在精子的生存、活动和受孕等功能中发挥重要作用，对生育非常重要。前列腺液的分泌受雄性激素的调控。

(2) 具有内分泌功能。前列腺内含有丰富的 5α-还原酶，可将睾酮转化为更有生理活性的双氢睾酮。双氢睾酮在良性前列腺增生症的发病过程中起重要作用。通过阻断 5α-还原酶，可减少双氢睾酮的产生，从而使增生的前列腺组织萎缩。

(3) 具有控制排尿功能。前列腺包绕尿道，与膀胱颈贴近，构成了近端尿道壁，其环状平滑肌纤维围绕尿道前列腺部，参与构成尿道内括约肌。发生排尿冲动时，伴随着逼尿肌的收缩，内括约肌松弛，使排尿顺利进行。

(4) 具有运输功能。前列腺实质内有尿道和两条射精管穿过，当射精时，前列腺和精囊腺的肌肉收缩，可将输精管和精囊腺中的内容物经射精管压入后尿道，进而排出体外。

综上所述，前列腺有四项重要的功能，在人体内发挥了重要作用。

3.1.3 前列腺有什么解剖生理特点？

前列腺是男性特有的性腺器官。前列腺是不成对的实质性器官，由腺组织和肌组织构成。前列腺呈前后稍扁的栗子形，上端宽大称为前列腺底，邻接膀胱颈；下端尖细，位于尿生殖膈上，称为前列腺尖；底与尖之间的部分称为前列腺体；前列腺体的后面较平坦，在正中线上有一纵行浅沟，称为前列腺沟。男性尿道在腺底近前缘处穿入前列腺，经腺实质前部，由前列腺尖穿出。近底的后缘处，有一对射精管穿入前列腺，开口于尿道前列腺部后壁的精阜上。前列腺的排泄管开口于尿道前列腺部的后壁。

前列腺一般分为 5 个叶：前叶、中叶、后叶和两侧叶。中叶呈楔形，位于尿道与射精管之间。40 岁以后，中叶可变肥大，向上凸顶膀胱，使膀胱垂明显隆起，并压迫尿道引起排尿困难。

前列腺位于膀胱与尿生殖膈之间。前列腺底与膀胱颈、精囊腺和输精管壶腹相邻。前方为耻骨联合，后方为直肠壶腹。直肠指诊时可触及前列腺的后面，以诊断前列腺是否肥大等，向上并可触及输精管壶腹和精囊腺。小儿的前列腺甚小，性成熟期腺部迅速生长。老年时，前列腺退化萎缩。如腺内结缔组织增生，则形成前列腺肥大。

前列腺表面有一层被膜，其内有较多的弹性纤维和平滑肌，这些成分可伸入腺内，组成前列腺的支架。前列腺的实质由 30~50 个复管泡状腺组成，共有 15~30 条导管开口于尿道精阜的两侧。按腺体的分布，前列腺可分成黏膜腺、黏膜下腺和主腺。

（1）前列腺的组织学特点

① 腺泡上皮为单层立方、单层柱状或假复层柱状。

② 形态不一，腺腔不规则。

③ 间质较多，除结缔组织外，富含弹性纤维和平滑肌。

④ 腺泡腔内常见凝固体，由上皮细胞的分泌物浓缩而成。

（2）前列腺的位置

前列腺位于膀胱颈的下方、包绕着膀胱口与尿道结合部位，尿道的这部分因此被称为"尿道前列腺部"，即是说前列腺中间形成的管道构成尿道的上口部分。可以这样说，前列腺扼守着尿道上口，前列腺有病排尿首先受影响的道理就在于此。

（3）前列腺液的作用

① 促进受精卵的形成。前列腺液中含有蛋白分解酶和纤维蛋白分解酶，因此可帮助精子穿过重重屏障——子宫颈内的黏液屏障和卵细胞的透明带，使得精子和卵细胞能够顺利结合。

② 激发精子的活力。前列腺液中含有一种特殊的成分，能够使精子从精液中获取营养，激发精子的活力。

③ 促进精液的液化。前列腺液中的胰液凝乳蛋白酶可促进精液液化。

④ 提高精子的成活率。前列腺液略偏碱性，可中和女性阴道中的酸性分泌物，减少酸性物质对精子的侵蚀，提高精子的成活率。

⑤ 维持生殖泌尿系的卫生。前列腺位于膀胱的前方、直肠的下方，环绕着尿道，而且前列腺液中的锌离子具有杀菌的功效，使得前列腺发挥了抵御外界病菌的作用，从而对维护生殖泌尿系统的健康有一定的帮助。

⑥ 提高性生活的质量。前列腺内布满大量的神经网和神经末梢，因此它是一个性敏感部位，能够激发性冲动和性兴奋，从而有利于性生活的和谐。

3.2 认识前列腺肿瘤

3.2.1 前列腺肿瘤除了前列腺癌，还有什么类型前列腺肿瘤？

前列腺肿瘤可分为良性前列腺肿瘤和恶性前列腺肿瘤。

良性前列腺肿瘤通常不会扩散到身体其他部位，生长速度较慢，且不会对生命造成威胁。常见的良性前列腺肿瘤包括腺瘤和纤维腺瘤。

恶性前列腺肿瘤通常根据其显微镜下的外观进行分类。最常见的类型是前列腺癌，它起源于前列腺腺体；其他类型的恶性前列腺肿瘤包括导管内癌、肉瘤等。它们可以扩散到身体其他部位，对生命造成威胁。

（1）前列腺腺癌。这是最常见的前列腺肿瘤类型，通常发生在前列腺的上皮性组织中。前列腺腺癌的发病机制尚不完全清楚，但与遗传、生活习惯等因素有关。

(2) 前列腺肉瘤。这是一种较为罕见的前列腺肿瘤，主要来源于前列腺的间叶组织，可以分为多种亚型。前列腺肉瘤的发病机制和病理特征与其他类型的前列腺肿瘤有所不同，主要发生在儿童和青少年中。

(3) 前列腺导管癌。这是一种较少见的前列腺肿瘤类型，主要发生在前列腺导管内。

(4) 前列腺移行细胞癌。这是另一种较少见的前列腺肿瘤类型，主要发生在前列腺的移行细胞中。

(5) 前列腺小细胞癌。这是一种罕见的前列腺肿瘤类型，主要由小细胞构成，通常发生在老年人中。

(6) 前列腺神经内分泌肿瘤。这是一种特殊的前列腺肿瘤，主要由神经内分泌细胞构成，通常发生在老年人中。

以上各种类型的前列腺肿瘤在临床表现、治疗方法以及预后等方面都有所区别。因此，对于前列腺肿瘤的诊断和治疗，需要根据具体的病理类型进行个体化的处理。

3.2.2 前列腺神经内分泌肿瘤有哪些？

前列腺神经内分泌肿瘤是一种较为罕见的前列腺肿瘤，这种肿瘤的发病机制和病理特征目前尚不完全清楚。据研究，前列腺神经内分泌肿瘤主要由一大类伴有神经内分泌分化的原发性前列腺肿瘤组成，它们通常出现在去势治疗抵抗的前列腺癌患者中，并且常伴有 TMPRSS2-ERG 基因的融合及 AURKA 等基因的扩增。

此外，还有一些特殊类型的前列腺神经内分泌肿瘤，例如普通型前列腺癌伴神经内分泌分化、腺癌伴潘氏细胞样神经内分泌分化、混合性神经内分泌癌-腺泡性腺癌等。对于这种疾病的治疗，目前还没有找到特别有效的方法。尽管大部分前列腺神经内分泌肿瘤的侵袭性强且预后差，但是由于其病因和发病机制尚未完全明确，因此对于这种疾病的治疗还需要进一步的研究和探索。

3.2.3 什么是前列腺癌？

前列腺癌是指发生在前列腺的上皮性恶性肿瘤。2004 年，世界卫生组织（WHO）在《泌尿系统及男性生殖器官肿瘤病理学和遗传学》中提出，前列腺癌病理类型上包括腺癌（腺泡腺癌）、导管腺癌、尿路上皮癌、鳞状细胞癌、腺鳞癌。其中前列腺腺癌占95%以上，因此，通常我们所说的前列腺癌就是指前列腺腺癌。2012年我国肿瘤登记地区前列腺癌发病率为9.92/10万，列男性恶性肿瘤发病率的第6位。前列腺癌发病率在55岁前处于较低水平，55岁后逐渐升高，高峰年龄是70～80岁，80%的病例发生于65岁以上的男性。其中，家族遗传型前列腺癌患者发病年龄稍早，年龄55岁及以下的患者占43%。

前列腺癌是发生在前列腺的上皮性恶性肿瘤，是男性泌尿生殖系统最常见的恶性肿瘤。前列腺癌是一种进展非常缓慢的癌症，在疾病早期阶段，许多患者不知道自己患病，一旦前列腺癌开始快速生长或扩散到前列腺外，病情则比较严重。

近年来，前列腺癌全球发病率持续上升。据统计，2018年全球有近130万新发病例和35.9万死亡病例，发病率占男性恶性肿瘤发病率的13.5%，高居第二位；死亡率则占男性恶性肿瘤死亡率的6.7%，高居第五位。

前列腺癌的发病率和死亡率有一定的地域差异。例如，在欧美等发达国家，前列腺癌尤其常见，而在亚洲国家，发病率相对较低。近年来，前列腺癌的发病率呈现逐年增高的趋势，现排在男性恶性肿瘤发病率排名的第三位，是男性癌症患者死亡的重要原因之一。为什么前列腺癌的发病率中国比美国低，这主要归因于植物性食物在中国人饮食上的流行。美国康奈尔大学终身教授柯林·坎贝尔主持的一项长达27年的动物实验表明，占牛奶蛋白87%的酪蛋白可以促发癌症，此外，牛奶还会引发心脏病、糖尿病、骨质疏松症等慢性病；安全的蛋白质则来自植物，包括小麦和豆类——这类蛋白质即使摄入量很高，也不会诱发癌症。因此他呼吁，中国以植物性食物为主的传统饮食结构才是健康的，应该控制牛奶和肉制品的摄入。坎贝尔博士总结道，在美国，蛋白质约占饮食的15%，其中80%的蛋白质是动物来源；而中国人的饮食统计显示，只有10%的总热量来自蛋白质，并且只有10%的蛋白质是动物性的。该研究揭示了高动物蛋白饮食和癌症之间的强烈关联。低于5%的低蛋白饮食降低了酶的活性，可防止危险的致癌物质与DNA结合。即使蛋白质高达20%，也只有动物蛋白摄取超过植物蛋白时，癌症发展的危险才会增加。坎贝尔提出，一种模式开始呈现出来，动物性食物的营养成分促进肿瘤的生长，而植物性食物的营养成分抑制肿瘤的生长。

前列腺癌有哪些类型？按照细胞类型和起源可以分为：

（1）前列腺腺癌。起源于腺上皮细胞，占前列腺恶性肿瘤的95%以上。

（2）其他。包括移行上皮细胞癌（如鳞癌）、导管腺癌、黏液腺癌、小细胞癌等，约占前列腺恶性肿瘤的3%。

按临床进展程度可分为三型：

（1）潜伏型。小而无症状，不转移，可长期潜伏，终身不被发现，常见于尸检。

（2）临床型。有局部症状，侵犯明显，而转移较晚。

（3）隐蔽型。原发病灶小，不易被发现，早期多见广泛转移，此型预后差。

3.2.4 前列腺炎与前列腺癌有关系吗？

前列腺炎和前列腺肿瘤是两种不同的疾病，它们的发病机制和病理特征都有所不同。前列腺炎是由于细菌性因素或者非细菌因素造成的前列腺出现炎症的一种表现，常见于年轻人，以尿道刺激症状和慢性盆腔疼痛为主要的临床症状。而前列腺肿瘤则是前列腺细胞发生恶变导致的一种癌症，是与前列腺炎完全不同的一类疾病。

由化学品、物理因素或生物制剂引起的炎症过程是人类癌症发病机制中的重要辅助因子。在前列腺癌中，炎症的存在及细胞上皮组织损伤后再生被认为是恶性转化的关键因素。在"损伤和再生"模型中，前列腺组织受到炎性细胞的浸润，从而释放出各种活性物质，这些物质的释放还与细菌及病毒感染、尿酸增高及食用前列腺致癌物有关。除了诱发炎症及组织损伤，释放的活性物质可以促进细胞增生性炎性萎缩。萎缩的细胞可能表现出干细胞的特征——具有遗传性的自由基损伤，增加突变的概率和染色体的异常，最终导致肿瘤的形成和发展。在过去10年中，炎症和癌症之间的联系，以及前列腺炎作为前列腺癌高危因素的假说已经在流行病学、临床、形态学、病原学、细胞和分子水平上进行充分的研究并得到证实。

3.2.5 前列腺增生会导致前列腺癌吗？

前列腺增生不会引起前列腺癌，但前列腺增生可同时出现前列腺癌。前列腺增生属于一种良性疾病，多见于中老年男性患者，发病原因不明，近年来注意到吸烟、肥胖、酗酒、家族史与前列腺增生相关。前列腺增生对人体健康不构成威胁，不影响寿命。前列腺癌则是男性常见的一种恶性肿瘤。前列腺癌如不治疗，发展快，预后差。前列腺增生与前列腺癌之间无因果关系，其临床表现的共同之处在于，两者都可引起前列腺肿大，故而都可引起排尿不畅，甚至出现尿潴留。

任何疾病如果得不到好的治疗都会使病情加重，严重的还会引起其他疾病。前列腺增生症又称为良性前列腺肥大，是一种良性的增生性病变。那么，这种增生发展下去会不会癌变呢？关于前列腺增生与前列腺癌之间的关系，医学界存在着意见分歧。

认为前列腺增生会引发前列腺癌的学者称，据统计，前列腺增生患者前列腺癌的发病率和死亡率均较无前列腺增生者为高。还有一个重要论据为前列腺增生后其增生的组织有时会形成结节，而增生结节不断增殖，其内部的组织细胞可能会异乎寻常地生长，这就不能排除癌变的可能，因为癌症的本质就是组织细胞无限制地增长，而且有学者也确实发现有的前列腺增生的外层组织中存在着微小癌症病灶。

而认为前列腺增生与前列腺癌无关的学者则称，目前尚未发现前列腺增生病人前列腺癌的发病率和死亡率与非前列腺增生者有什么不同。其他一些资料表明，前列腺增生与前列腺癌在前列腺内发生的部位不同，前列腺增生多发生于侧叶及中叶，一般不发生于后叶，但前列腺癌却多见于后叶。前列腺的侧叶与后叶无论从胚胎发生、解剖部位，乃至生理、病理上均不相同，因此很难找到这两种疾病之间的因果关系。

鉴于前列腺增生的发病率相当高，而前列腺癌的发病率相对较低，较严重的前列腺增生多能得到治疗，以及前列腺增生与癌累及的前列腺叶完全不同等事实，有理由相信，前列腺增生一般不会变成癌症，即使它们之间有某种尚未明确的关系。患前列腺增生的老年男性应安心诊治增生症，而不必过于担心前列腺增生会变成癌。

3.2.6 前列腺钙化与前列腺癌有关系吗？二者是同一种病吗？

前列腺钙化是男性常见的前列腺病变之一，多发生在 40~60 岁。所谓钙化，在病理学上指局部组织中有钙盐沉积，可以是正常生理过程，也可以见于某些病理情况。因缺乏典型的临床症状和体征，前列腺钙化多在检查前列腺疾病及泌尿系统其他疾病时经影像学检查被发现。在影像学检查中，前列腺钙化表现为前列腺内强回声灶或高密度灶，随着超声技术的普及与提高，前列腺钙化的检出率显著增加。

当多种原因引起前列腺管和腺泡发生扩张，或前列腺液淤积时，可以造成脱落的上皮细胞与囊腔内的淀粉样小体（前列腺凝集体）及分泌物聚集在一起，此时如果逐渐有钙盐沉积就会形成钙化灶。尿液反流所致的化学性前列腺炎更易引起钙化灶形成。前列腺钙化的病因目前仍不明确，可能与前列腺组织退行性病变、慢性前列腺炎、前列腺液潴留、前列腺经常处于充血状态、前列腺管狭窄、钙磷代谢紊乱和社会心理等因素有关。一般认为，年龄大于 40 岁与前列腺增生密切相关。现有研究表明，前列腺内存在的纳米细菌感染可能导致前列腺钙化的发生，而前列腺钙化可能造成前列腺炎

3 前列腺肿瘤

的治疗困难和易复发。

前列腺钙化的症状有以下几种：

（1）早期由于前列腺增生刺激以至压迫了后尿道和膀胱颈，引起尿频、尿急等。

（2）小便失禁，特别是在睡眠中遗尿。

（3）尿急，但不能迅速排出，排尿不如以前通畅，时间长，有尿不尽感，尿排困难等。

（4）黏膜面血管扩张甚至破裂，发生出血，表现为血尿。

（5）急性尿潴留，即因饮酒、受凉、劳累、房事、憋尿等使前列腺及膀胱颈部突然充血、水肿造成急性梗阻而不能自行排尿。

（6）长期膀胱颈部梗阻易造成急性尿路感染，使上述症状加重。

（7）肾积水、肾功能不全、临床上出现氮质血症、食欲减退、恶心、呕吐、贫血等。

（8）其他方面。少数病人可发生膀胱结石，出现排尿中断现象；也有少数人出现性欲亢进，有时则出现阴茎频繁勃起，但无性的欲望；夜尿频繁，影响休息；精神过度紧张引起血压升高等。

前列腺钙化与很多因素息息相关。在年轻男性中，前列腺炎症和感染是最常见的原因；而在老年男性中，良性前列腺增生是最常见的因素。一些微小钙化灶也可见于前列腺癌，但并不一定是癌症的诱因或表现，这两者之间并无明确、直接的关系。

3.2.7 膀胱结石会导致前列腺癌吗？

膀胱结石是一种常见的泌尿系统疾病，通常由尿液中的矿物质形成。前列腺癌是一种发生在前列腺的恶性肿瘤，对男性的健康构成威胁。

有研究表明，膀胱结石和前列腺癌之间可能存在一定的关联；膀胱结石患者患前列腺癌的风险可能增加。然而，这些研究结果并不一致，因此需要进一步的研究来确认这种关联。

有理论认为，膀胱结石可能对前列腺组织产生慢性刺激，从而增加患前列腺癌的风险。此外，膀胱结石也可能导致尿液中的有害物质在前列腺中积累，从而促进前列腺癌的发生。同样，这些机制也需进一步研究确认。

无论膀胱结石是否会导致前列腺癌，我们都应该认识到预防和治疗膀胱结石的重要性。保持健康的生活方式、多喝水、避免久坐等，可以降低患膀胱结石的风险。同时，对于已经患有膀胱结石的患者，应该及时就医并接受治疗。

3.2.8 前列腺癌的危险因素有哪些？

前列腺癌的病因及发病机制十分复杂，其确切病因尚不明确。病因学研究显示前列腺癌与遗传、年龄、外源性因素（如环境因素、饮食习惯）等有密切关系。

（1）遗传因素及年龄

前列腺癌的发病率在不同种族间有巨大的差别，黑种人发病率最高，其次是白种人，亚洲人种发病率最低，提示遗传因素是前列腺癌发病的最重要因素之一。流行病学研究显示：一位直系亲属（兄弟或父亲）患有前列腺癌，其本人患前列腺癌的风险会增加1倍以上；2个及2个以上直系亲属患前列腺癌，相对风险会增至5～11倍；有前列腺癌家族史的患者比无家族史的患者确诊年龄早6～7年。

一项美国的研究表明，15.6%的前列腺癌患者发现有胚系基因致病性突变，而10.9%患者存在DNA修复基因的胚系致病性突变。前列腺癌格利森评分系统评为8分及以上的前列腺癌与DNA修复基因突变密切相关。

前列腺癌的发病与年龄密切相关，其发病率随年龄增长而增长，年龄越大发病率越高，高发年龄为65～80岁。

（2）外源性因素

流行病学资料显示亚洲裔人群移居美国后前列腺癌发病率会明显升高，提示地理环境及饮食习惯等外源性因素也会影响前列腺癌的发病。目前，有关前列腺癌的外源性危险因素仍在研究中，部分因素仍存在争议。酒精摄入量过多是前列腺癌的高危因素，同时与前列腺癌特异性死亡率相关。过低或者过高的维生素D水平和前列腺癌的发病率有关，尤其是高级别前列腺癌。紫外线暴露可能会降低前列腺癌的发病率。研究发现维生素E和硒并不能影响前列腺癌的发病率。对于性腺功能减退的患者，补充雄性激素并未增加前列腺癌的患病风险。目前为止，尚无明确的药物干预或者饮食方法可预防前列腺癌。

3.2.9 性激素与前列腺癌的关系是什么？

性激素与前列腺癌的发生和发展是密切相关的。前列腺癌的发生和发展与体内雄性激素的水平及其作用有关。

首先，雄性激素是前列腺癌发生和发展的重要因素之一。前列腺癌细胞的生长和增殖依赖于雄性激素的刺激，当雄性激素水平升高时，前列腺癌细胞的生长速度加快，病情将会恶化。

其次，前列腺癌细胞上存在雄性激素受体，这些受体与雄性激素结合后，会激活一系列的信号通路，促进前列腺癌细胞的生长和增殖。因此，阻断雄性激素与受体的结合，可以抑制前列腺癌细胞的生长，从而达到治疗前列腺癌的目的。

在临床上，通过手术去势或药物去势的方法，可以降低雄性激素的水平，从而延缓前列腺癌的进展。此外，一些抗雄激素药物也可以竞争性阻断雄性激素与受体的结合，从而达到治疗前列腺癌的目的。

需要注意的是，虽然性激素与前列腺癌的发生和发展关系密切，但是前列腺癌的发生和发展是多种因素综合作用的结果。因此，在治疗前列腺癌时，需要综合考虑多种因素，制定个体化的治疗方案。

3.2.10 长期憋尿会不会导致前列腺癌？

目前尚未有明确的科学研究证据表明长期憋尿会直接导致前列腺癌。然而，憋尿确实可能对前列腺产生一定的影响。

憋尿会在膀胱充盈时，对前列腺产生挤压作用，挤压、刺激前列腺，可能会造成前列腺充血、水肿，诱发前列腺炎或出现慢性前列腺炎的症状，或者加重、迁延不愈。其次，长期憋尿可能会引发尿路感染和膀胱炎，这两者都可能对前列腺产生负面影响。此外，憋尿还可能会引发膀胱的一些生理变化，比如膀胱的弹性可能会减弱，膀胱的容量可能会减小，膀胱的保护层可能会受到损伤，这些都可能对前列腺产生间接的影响。

总的来说，虽然长期憋尿可能对前列腺产生一定的影响，但并没有明确的科学研究证据表明憋尿会直接导致前列腺癌。不过，为了保护前列腺和泌尿系统的健康，应该尽量避免长时间憋尿。当有尿意时，应该及时排尿，并注意适量饮水，保证尿液的通畅排出。如果出现排尿困难、尿频、尿急等症状，应及时就医检查和治疗。同时，保持良好的生活习惯和饮食结构，也有助于预防前列腺癌的发生。

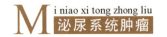

3.2.11 吃辣对前列腺癌发病有影响吗？

吃辣对前列腺癌的发病是否有影响，是一个复杂的问题，需要考虑多种因素。

前列腺癌的发生与多种因素有关，包括年龄、遗传、环境、生活方式等，吃辣只是其中的一个方面，而且并不是所有的前列腺癌患者发病都与吃辣有直接关系。

一方面，辣椒中的辣椒素被认为具有抗癌的潜力。辣椒素能与前列腺癌细胞"结合"，影响对癌细胞有保护作用的细胞膜。然而，这并不意味着吃辣椒就能预防或治疗前列腺肿瘤，因为这需要大量的辣椒素，并且需要足够长的时间才能看到效果。此外，辣椒含有丰富的营养物质，如维生素C、维生素E、胡萝卜素等，对人体有益。适量食用辣椒可以增加食欲，促进消化，对身体健康有一定的好处。

另一方面，辣椒可能会对前列腺健康产生负面影响。吃辣椒后可以刺激消化道，使泌尿道充血，容易引发便秘，这些都是对前列腺的局部代谢十分不利的，都可以诱发炎症。另外，辛辣食物多燥热，从中医的角度来看，前列腺疾病是湿热下注，本身就要清湿热，辛辣的食物会引起肠道功能失调，不仅对腺体健康不利还会加重病情。

因此，在饮食中适量摄入辣椒是可以的，但要尽量避免过量食用。同时，保持健康的生活方式，如戒烟、限酒、加强锻炼等，也有助于预防前列腺癌的发生。

3.2.12 前列腺癌与日常饮食有关吗？

前列腺癌与日常饮食确实存在一定的关系。

研究表明，脂肪性食物摄入过多可能会提高前列腺癌的患病率；而增加大豆蛋白类的饮食则可能降低其发病率。高脂肪饮食，特别是牛肉等脂肪含量高的食物，可能是前列腺癌的诱发因素；相反，富含蔬菜和低脂肪饮食可以降低前列腺癌的发生率。

此外，黄豆富含植物性雌激素，这种激素可以抑制肿瘤的生长。大量摄入硒和维生素E也可以降低前列腺癌的危险性。维生素E是一种有效的抗氧化剂，能抵抗多种肿瘤的发生，而坚果是天然维生素E的最佳来源。此外，绿茶中的儿茶酚或新鲜蔬菜和水果中的维生素E与硒等成分，都能抑制前列腺癌的发生。

以下是一些具体的食物和它们与前列腺肿瘤发生的关系：

（1）酒精。大量饮酒是前列腺癌发生的危险因素，同时也与前列腺癌死亡率相关。这种风险随着酒精摄入量的增多而增加。

（2）乳制品。大量摄入乳制品中的蛋白质与前列腺癌发生风险之间存在弱相关性。

（3）脂肪。没有发现摄入长链多不饱和脂肪酸与发生前列腺癌之间存在关联。食用油炸食品与前列腺癌发病风险之间仅仅是可能存在关系。

（4）番茄。一些研究发现番茄（主要是熟的）中番茄红素和胡萝卜素的摄入可以降低前列腺癌的发生率。

（5）肉类。未发现食用红肉或者加工肉类与前列腺癌的发生之间存在关联。

（6）植物雌激素。植物雌激素的摄入可以显著降低前列腺癌的发生风险。

（7）大豆。豆制品中含有植物雌激素，是女性体内雌激素的类似物。增加豆类食品的总摄入量会降低前列腺癌的发生风险，但是另一方面也会增加晚期前列腺癌的发生风险。

3.2.13 前列腺癌的好发部位在哪里？

前列腺共包含中央带、外周带和移行带。年轻时外周带的体积最大，移行带是较小区域；随年纪增长，中央带、移行带慢慢生长，使外周带向外挤压。外周带是前列腺肿瘤好发的位置，磁共振检查中常见老年患者外周带由于被其他腺体压迫，形态呈半圆形，位于前列腺的外面。因此，对于大部分前列腺肿瘤，临床医生通过直肠指检可以触摸到外周带，同时可以触摸到肿瘤的存在。

部分患者肿瘤长在中央带，这类病人往往是在前列腺手术时取得组织进行病理检查，从而判断肿瘤的位置和性质。

如果肿瘤发生于前列腺外周带，患者尿道被挤压，出血的概率较小；而对于中央型肿瘤，其类似于结节状且长得较大时，会向内压迫到尿道，引起排尿困难。

临床中前列腺肿瘤好发于外周带、中央带，可通过前列腺的增强磁共振检查来明确肿瘤的位置。

3.2.14 前列腺癌的典型症状及征象有哪些？

（1）进行性排尿困难。随着逐渐增大的前列腺体压迫尿道，可能会引发排尿困难，严重的患者可能出现急性尿潴留。

（2）夜间尿量增加。前列腺癌可能导致夜间尿量增加，许多患者每晚不得不起床多次。

(3) 尿频、尿急、尿失禁。前列腺癌可能导致尿频、急迫排尿，甚至尿失禁。许多老年人身上带有明显的尿腥味，实际上可能是由前列腺癌引起的尿失禁导致的。

(4) 肉眼血尿。许多前列腺癌患者会出现肉眼血尿，这是由前列腺癌侵犯膀胱或肿瘤出血引起的。

(5) 骨痛异常。前列腺癌很容易发生骨转移，导致骨痛或病理性骨折、截瘫等症状。

(6) 疲劳。前列腺癌的许多症状，如贫血、疼痛、睡眠障碍等都会导致疲劳。

(7) 勃起异常。前列腺是男性生殖系统的一部分，前列腺癌会导致勃起功能障碍，影响性生活。

(8) 血精。40岁以上男性的精液中出现血液，是前列腺癌的罕见症状。

(9) 盆骨不适症状。在前列腺癌患者身上常发生前列腺肿大。前列腺位于膀胱下方，临近盆骨的位置，前列腺肿大会导致周围区域出现不适症状，尤其是坐着的时候。

(10) 下肢肿胀。前列腺癌可以向淋巴结进行扩散，并随血液流向身体其他部位，阻断淋巴系统的运行，此时，患者的腿、脚、阴茎和阴囊可能会出现肿胀发红的症状。

(11) 突然消瘦。一些患有前列腺癌的男性可能会出现口腔问题，导致咀嚼和吞咽困难，从而影响进食，导致消瘦。即使食欲正常，大多数癌症患者体重也会突然减轻，这是因为癌症会影响身体吸收营养的方式，而前列腺癌患者比正常人代谢速度更快。

需要注意的是，前列腺癌早期可能无典型症状或者基本无症状，随着肿瘤的发展，前列腺癌引起的症状逐渐显现。如果发现自身出现上述任何症状，建议尽早就医，以便早期发现、诊断和治疗。

3.2.15 尿血会是前列腺癌吗？

尿血确实可能是前列腺癌的症状之一。前列腺癌的病人出现了尿血的症状，可能是前列腺癌的早期，可能是前列腺癌的中期，也可能是前列腺癌的晚期。不过，尿血并不是前列腺癌的唯一症状。

(1) 区别是真血尿还是假血尿

患者因"血尿"就诊，首先应确定是否为真性血尿，排除使尿液呈现红色的干扰因素。某些食物（如甜菜、辣椒、番茄叶等）和某些药物及其代谢产物（如利福平、苯妥英钠、吩噻嗪等）可导致尿液红色；血管内溶血引起的血红蛋白尿和肌细胞损伤造成的肌红蛋白尿可使尿潜血呈阳性反应。上述情况的鉴别要点是尿沉渣镜检无红细胞（区分血尿真假，辨别潜血阳性和尿红细胞）。

（2）血尿的定性诊断

血尿患者由于病因不同，因而所伴随的症状、体征和实验室检查结果也不尽相同。详细询问病史、查体和辅助检查并将获取的临床资料进行综合分析，对确定血尿的出血部位和原因具有重要意义。血尿伴发热多考虑感染性疾病，如同时有尿路刺激症状，也可考虑泌尿系感染，如膀胱炎；如为高热、寒战、腰痛以及全身症状，可考虑肾盂肾炎等；如为低热，且抗感染久治不愈者，要考虑慢性炎症，并除外泌尿系结核病等。血尿伴疼痛（为有痛性血尿），须确定有无尿路结石，做肾脏B超、腹部平片，必要时行静脉或逆行肾盂造影以明确诊断；如果为无痛性血尿，血尿发作性或持续性无痛性肉眼血尿，伴血块或坏死组织；或初为持续镜下血尿，后呈持续肉眼血尿；尿红细胞大小均一，形态正常，此时应警惕肾盂癌、膀胱癌或前列腺癌，应做膀胱镜、尿液、B超、CT、磁共振、血清PSA检查，必要时行逆行肾盂造影检查。患者肾区或腰部挫伤并出现血尿多与损伤有关。病人为瘦长体型青年（或儿童），剧烈活动、高热、重体力劳动和长时间站立而出现血尿者，多因肠系膜上动脉压迫左肾静脉，引起左肾静脉压力增高而出现血尿蛋白尿，此为胡桃夹现象。游走肾的患者剧烈运动、重体力劳动、活动后有时也出现镜下或肉眼血尿。

（3）血尿的定位诊断

泌尿系统本身疾病是引起血尿的主要原因。此外，某些全身性疾病累及肾脏也可导致血尿。泌尿系统病变引起血尿占血尿病因的95%～98%，常见于感染、非感染性炎症结石和肿瘤等因素。泌尿外科疾病包括：泌尿系统结石、肿瘤、结核、外伤、异物、血管变异、手术或导尿损伤、介入性器械检查治疗、肾下垂和游走肾等。肾内科疾病包括：①肾实质性病变，如各型原发性或继发性肾小球肾炎、肾小管间质性肾炎、遗传性肾炎、薄基底膜肾病、溶血尿毒综合征、多囊肾、海绵肾、肾乳头坏死等；②尿路感染；③肾血管疾病，如肾梗死、肾皮质坏死、肾动脉硬化、动静脉瘘、肾静脉血栓形成、动脉炎及肾小球毛细血管坏死等。全身性疾病包括：①血液系统疾病，如血小板减少性紫癜、血栓性血小板减少性紫癜、再生障碍性贫血、白血病、血友病等出、凝血功能障碍的疾病；②感染性疾病，如败血症、流行性出血热、流行性腮腺炎、流行性出血热和感染性心内膜炎等；③免疫性疾病，如系统性红斑狼疮、结节性多动脉炎、过敏性紫癜等；④代谢性内分泌疾病，如痛风、甲状旁腺功能亢进、淀粉样变等。此外，还包括药物、毒物和放射线的肾毒性反应。

因此，如果出现血尿症状，建议及时去医院进行相关检查，以确定具体原因并进行适当的治疗。

3.2.16 骨头疼痛有可能是前列腺癌吗？

前列腺癌是现代男性常见癌种之一，也是最容易发生骨转移的恶性肿瘤之一。据统计，80%的前列腺癌患者都会发生骨转移。其骨转移常见于髂骨、椎体、肋骨、颅骨和长骨近端等，大多发生在骨骼中轴线血运丰富的部位。发生骨转移的临床表现就是骨骼的疼痛。

近年来癌症骨转移的发生率明显提高，除了前列腺癌之外，乳腺癌、肺癌、肾癌、甲状腺癌、肝癌等肿瘤也会发生骨转移。而骨转移后出现的疼痛症状，与一般的骨关节病还是有差别的。虽然都出现在骨头上，但骨关节病引起的疼痛，多半是在白天、活动与运动时会加重，夜间、休息时会有所减轻。而癌症骨转移引起的疼痛，夜间表现得比较明显，甚至比白天更重，即使休息也不能得到缓解，经常会持续一段时间。

持续性的疼痛，常常还会影响患者的食欲以及日常的生活节奏，导致患者日渐消瘦，痛苦不堪。而且，由于骨头逐渐被肿瘤细胞侵犯，癌症发生骨转移后，很容易发生骨折。如果肿瘤细胞侵犯了患者的脊柱椎体的话，将会引起骨髓受压迫的症状，这会使治疗更加棘手。

许多老年人随着年龄的增长，骨质丢失越来越严重，容易发生骨质疏松，进而容易引起腰酸背痛，有时还会出现骨折，这是自然现象。但明明没有明显的外力因素却骨折了，没有诱因却腰酸腿痛，或者本身就患有癌症，就要警惕是不是出现了癌症骨转移。

3.2.17 前列腺癌会影响小便吗？

前列腺癌确实可能会影响小便，可能是由前列腺癌本身的压迫所致，也可能是由前列腺癌治疗时引起的并发症所致。

前列腺与尿道、膀胱是连在一起的，因此一旦前列腺癌发生，必然会对膀胱或者尿道产生压迫，患者产生排尿困难也就很正常了。前列腺癌影响排尿主要有以下几种情况：膀胱颈部被肿瘤阻塞造成膀胱颈部病变；肿瘤压迫后尿道造成阻塞或炎症；肿瘤侵犯前尿道造成前尿道疾患。值得注意的是，并非所有前列腺癌患者都会出现这些症状，有些患者可能会出现尿频、尿急、尿失禁等症状。而且，即使出现了这些症状，也并不意味着一定是前列腺癌，其他的一些疾病如前列腺炎、前列腺增生等也会引发相似的症状。

3.2.18 什么是前列腺癌的分级与分期？

（1）前列腺癌的分级

WHO提出的前列腺癌新的分级分组是基于2014年国际泌尿病理协会（International Society of Urological Pathology，ISUP）共识会议上提出的一种新的分级系统，称为前列腺癌分级分组系统，该系统根据格利森（Gleason）总评分和疾病危险度的不同将前列腺癌分为5个不同的组别：

①ISUP1级。格利森评分≤6，仅由单个分离的、形态完好的腺体组成。

②ISUP2级。格利森评分3+4=7，主要由形态完好的腺体组成，伴有较少的形态发育不良的腺体/融合腺体/筛状腺体组成。

③ISUP3级。格利森评分4+3=7，主要由发育不良的腺体/融合腺体/筛状腺体组成，伴少量形态完好的腺体。

④ISUP4级。格利森评分4+4=8、3+5=8、5+3=8，仅由发育不良的腺体/融合腺体/筛状腺体组成；或者以形态完好的腺体为主伴少量缺乏腺体分化的成分组成；或者以缺少腺体分化的成分为主伴少量形态完好的腺体组成。

⑤ISUP5级。格利森评分9~10，缺乏腺体形成结构（或伴坏死），伴或不伴形态发育不良的腺体/融合腺体/筛状腺体。

（2）前列腺癌的临床分期

前列腺癌的分期主要采用美国癌症联合委员会（American Joint Committee on Cancer，AJCC）制定的TNM分期系统。前列腺癌分期可以指导选择治疗方法和评价预后。一般通过直肠指诊、CT、MRI、骨扫描以及淋巴结切除来明确分期。

T分期表示原发肿瘤的局部情况，主要通过直肠指诊、MRI和前列腺穿刺阳性活检数目和部位来确定，肿瘤病理分级和前列腺特异性抗原（PSA）检查可协助分期。

N分期表示淋巴结情况，只有通过淋巴结切除才能准确了解淋巴结转移情况。CT、MRI和B超可协助N分期。N分期对准备采用治愈性疗法的患者是重要的。分期低于 T2、PSA＜20 ng/mL 和 Gleason 评分≤6 的患者淋巴结转移的机会小于 10％。N 分期的金标准是开放或腹腔镜淋巴结切除术。

M 分期主要针对骨骼转移，全身核素骨显像、MRI、X 线检查是主要的检查方法。一旦前列腺癌诊断确立，建议进行全身核素骨显像检查。如果核素骨显像发现可疑病灶又不能明确诊断者，可选择 MRI 等检查明确诊断。

①原发肿瘤（T）

Tx：原发肿瘤不能评价。

T0：无原发肿瘤证据。

T1：不能被扪及和影像学难以发现的临床隐匿肿瘤。

T1a：偶发肿瘤，体积＜所切除组织体积的 5％。

T1b：偶发肿瘤，体积＞所切除组织体积的 5％。

T1c：穿刺活检发现的肿瘤（如由于 PSA 升高）。

T2：局限于前列腺内的肿瘤。

T2a：肿瘤限于单叶的 1/2（≤1/2）。

T2b：肿瘤超过单叶的 1/2 但限于该单叶。

T2c：肿瘤侵犯两叶。

T3：肿瘤突破前列腺包膜。

T3a：肿瘤侵犯包膜外（单侧或双侧）。

T3b：肿瘤侵犯精囊。

T4：肿瘤固定或侵犯除精囊外的其他邻近组织结构，如膀胱颈、尿道外括约肌、直肠、肛提肌和/或盆壁。

②区域淋巴结（N）

Nx：区域淋巴结无法评估。

N0：无区域淋巴结转移。

N1：有区域淋巴结转移。

③远处转移（M）

Mx：远处转移无法评估。

M0：无远处转移。

M1：有远处转移。

M1a：有区域淋巴结以外的淋巴结转移。

M1b：骨转移。

M1c：其他器官组织转移。

此外，穿刺活检发现的单叶或两叶肿瘤但临床无法扪及或影像学不能发现的定为T1c；侵犯前列腺尖部或前列腺包膜但未突破包膜的定为T2而非T3；不超过0.2 cm的转移定为pN1mi；当转移多于一处，为最晚的分期。

④分期编组

Ⅰ期	T1a	N0	M0	G1
	T1a	N0	M0	G2，3—4
	T1b	N0	M0	任何G
Ⅱ期	T1c	N0	M0	任何G
	T1	N0	M0	任何G
	T2	N0	M0	任何G
Ⅲ期	T3	N0	M0	任何G
	T4	N0	M0	任何G
Ⅳ期	任何T	N1	M0	任何G
	任何T	任何N	M1	任何G

⑤病理分级

G_X：病理分级不能评价。

G1：癌细胞分化良好（轻度异形），Gleason 2—4分。

G2：癌细胞分化中等（中度异形），Gleason 5—6分。

G3—4：癌细胞分化差或未分化（重度异形），Gleason 7—10分。

3.2.19 年轻人容易得前列腺癌吗？

年轻人也有可能得前列腺癌。虽然年轻人前列腺癌的发病率相对较低，但并不意味着完全不可能。

尽管前列腺癌在大多数情况下是一种在50岁以上的男性中较为常见的疾病，但近年来，前列腺癌的发病趋势正在逐渐年轻化。据报道，年轻人得前列腺癌的恶性程度可能会比老年人更高。这是因为相对年轻的患者发病后，不但预后较差，而且发生恶性转移的风险也较大。然而，这并不意味着所有年轻人得前列腺癌的风险都很大，实际上，年轻人得前列腺癌的风险仍然相对较低。

年轻人患前列腺癌的风险因素主要包括以下几点：

（1）遗传因素。前列腺癌的发病与遗传因素有很大关系，如果家族中的男性长辈曾患前列腺癌，或有相关家族病史，那么其后代患前列腺癌的风险会增加。

（2）生活行为因素。吸烟、饮酒、不良的饮食习惯和体力活动不足等都可能增加患前列腺癌的风险。

①吸烟。尽管大量研究证实吸烟是多种癌症的危险因素，但吸烟与前列腺癌的关系仍存在争议。部分相关研究表明，吸烟与前列腺癌发病呈正相关。

②饮酒。饮酒与前列腺癌发病的关系现有证据也并不一致。一项 Meta 分析发现，饮白酒是前列腺癌的危险因素，而饮红酒则是保护因素。

③膳食。近年来，膳食模式对癌症的影响受到越来越多的关注。高膳食炎症指数饮食（饱和脂肪酸和碳水化合物占比较高）会增加前列腺癌发病风险。

④体力活动。体力活动不足可能增加前列腺癌的发病风险。

（3）前列腺炎病史。有前列腺炎病史的男性患前列腺癌的风险是无前列腺炎病史者的 2.05 倍。

（4）环境因素。环境中的镉污染也会加大前列腺癌的发生几率。

（5）肥胖或者慢性病。这些因素是人类健康的常见威胁，对于前列腺癌也不例外，肥胖或患有慢性病的男性患前列腺癌的概率也会比正常人群要高。

因此，建议年轻人也需要定期进行体检，以尽早发现前列腺癌。同时，注意改善生活习惯，避免食用辛辣、刺激、油腻的食物，保持规律的作息，避免久坐，加强体质，可在一定程度上预防前列腺癌的发生。

3.2.20 老年男性为什么容易得前列腺癌？

老年男性容易得前列腺肿瘤的原因主要有以下几点：

（1）年龄因素。前列腺肿瘤是典型的老年男性特有疾病，呈现出年龄相关性，发病率往往从 60 岁左右开始上升，并随着年龄增大，发病率急剧升高。据统计，我国大部分的前列腺癌患者年龄分布在 45~80 岁，平均发病年龄是 70 岁。

（2）雄激素刺激。雄激素的刺激也是前列腺肿瘤的重要风险因素之一。前列腺肿瘤是老年男性中极为普遍的疾病，50岁以上男性中大约有40%~50%的人存在前列腺肿瘤，而80岁以上的男性中患有前列腺肿瘤的则有90%左右。

（3）遗传因素。如果一个人的一级亲属（兄弟或父亲）中有前列腺肿瘤患者，那他发病的风险会比一般人高出数倍，发病年龄也会比一般人提前6~7年。

（4）生活习惯。过量进食肥肉、缺乏运动、过多摄入腌制食品等不良生活习惯也可能增加患前列腺肿瘤的风险。

（5）基因因素。研究发现，某些基因位点的存在会显著增加患前列腺肿瘤的风险。

总的来说，老年男性之所以容易得前列腺肿瘤，既有生物学因素，也有生活方式和环境因素的影响。因此，除了定期体检和注意个人卫生外，合理的饮食和适量的运动是非常必要的。

3.2.21　为什么古代的太监不容易得前列腺癌？

古代的太监之所以相对较少得前列腺癌，主要是因为他们的生理结构和生理机能发生了改变。古代太监被切除了睾丸，从而影响了睾酮的产生，使其体内雄激素含量降低。前列腺癌的发生与雄激素有关，尤其是睾丸间质细胞产生的睾酮。睾酮通过5α-还原酶的作用，转化为5α-双氢睾酮，其活性是睾酮的2~3倍，为最主要的雄激素，而雄激素的堆积，能促进前列腺细胞的增多从而使前列腺体积增大。

首先，太监通常是通过阉割手术去除了睾丸，这导致他们失去了产生睾酮的能力。睾酮是一种重要的雄激素，它在人体内发挥着许多重要的生理功能，包括维持正常的性功能和生殖系统的正常运作，以及调节骨密度、肌肉量和体脂肪分布等。然而，过多的睾酮却可能引发前列腺癌。因此，太监体内的睾酮水平较低，这有助于降低患前列腺癌的风险。

其次，太监体内雄激素不会积累。由于太监失去了产生睾酮的能力，他们体内的雄激素水平相对稳定，不会像未阉割者那样出现明显的波动。这意味着太监体内的雄激素不会刺激前列腺细胞过度生长，从而降低了患前列腺癌的风险。

总的来说，太监由于阉割手术丧失了睾丸，进而失去了产生睾酮的能力，并且他们体内的雄激素不会积累，这些因素共同降低了他们患前列腺癌的风险。然而，这并不意味着太监完全不会得前列腺癌，因为癌症的发病受到许多复杂因素的影响，包括遗传、环境、生活习惯等。

3.2.22 前列腺癌会遗传吗？

前列腺癌是一种具有遗传性的癌症。据研究，前列腺癌的遗传风险极高，约40%~50%的前列腺癌与遗传因素相关。如果一个人有一位直系亲属（如父亲或兄弟）患有前列腺癌，那么这个人患前列腺癌的风险会增加1倍；如果有两位或两位以上的直系亲属患有前列腺癌，那么相对危险性会增至5~11倍。

前列腺癌的遗传机制相当复杂，涉及许多基因的突变。其中，DNA损伤修复基因的生殖系突变与前列腺癌的遗传易感性密切相关。比如，BRCA1和BRCA2这两个基因的突变就与前列腺癌的遗传风险有很大关系。

此外，前列腺癌还具有很强的家族聚集性，即在家族中，如果有一个人患有前列腺癌，那么他的兄弟、父母甚至子女都有可能患上这种病。这是因为前列腺癌的遗传模式并非简单的单基因遗传，而是涉及多个基因的相互作用。

总的来说，前列腺癌的遗传性是一个复杂的问题，涉及许多基因和环境因素的交互作用。对于有家族史的人来说，定期进行前列腺癌筛查是非常必要的，这有助于尽早发现和治疗这种疾病。

3.2.23 前列腺癌一定会转移吗？

前列腺癌的确有可能会转移，但并非必然。前列腺癌细胞可以扩散至身体的任何部位，但实际情况中，前列腺癌转移最常发生在淋巴结和骨骼中。当细胞脱离前列腺肿瘤时，就会发生前列腺癌转移。癌细胞可以通过淋巴系统或血液传播到身体的其他部位。

当然，并非所有前列腺癌都会转移。一般来说，早期的低危前列腺癌很少出现骨转移、淋巴转移。对于高危前列腺癌患者，根治性前列腺切除术后预后并不总是较差，但这类患者术后复发、疾病转移进展以及死亡的危险较高。

总的来说，前列腺癌是否会转移取决于许多因素，包括癌症的类型、阶段、个体差异等等。

3 前列腺肿瘤

3.2.24 前列腺癌对肾脏和膀胱会有影响吗？

（1）前列腺肿瘤对肾脏的影响主要体现在以下几个方面：

① 代谢改变。雄激素剥夺疗法可能会导致以代谢改变（如血脂异常、高血糖和脂肪量增加）为标志的性腺机能减退，这可能对肾功能产生不利影响。

② 肾功能受损。前列腺癌可能会对肾功能产生影响。晚期前列腺癌可能出现广泛的转移和侵犯，包括肾脏的侵犯和压迫，从而对肾功能产生较大的影响。

③ 转移性肾癌。前列腺癌可能会转移到肾脏，形成所谓的转移性肾癌，从而导致肾功能受损。

④ 肾积水。前列腺癌可能会导致肾积水。这是由于肿瘤阻塞了尿路，使得尿液无法正常流动，从而导致肾脏积水。

总的来说，前列腺肿瘤可能会对肾脏造成不良影响，包括肾功能受损、肾积水、转移性肾癌等。

（2）前列腺肿瘤对膀胱的影响主要表现在以下几个方面：

① 膀胱刺激症状。前列腺肿瘤可能会引起膀胱刺激症状，例如尿频、尿急、夜尿增多等。这些症状可能是由于前列腺肿瘤增大压迫膀胱，或者肿瘤分泌的物质刺激膀胱所致。

② 膀胱功能受损。前列腺肿瘤可能会影响膀胱的功能。例如，前列腺癌可能会侵犯膀胱，导致膀胱的收缩力下降，从而影响排尿功能。此外，前列腺癌还可能破坏膀胱颈部的括约肌，使得膀胱失去正常的收缩和舒张能力，进而影响排尿。

③ 膀胱癌的可能性。虽然前列腺癌并不总是会转移到膀胱，但它确实有可能转移到膀胱。这种情况通常发生在前列腺癌已经扩散到其他部位，如淋巴结或远处器官的时候。一旦前列腺癌转移到膀胱，可能会导致膀胱癌的产生，这将给患者带来更严重的健康问题。

总的来说，前列腺肿瘤对膀胱的影响主要体现在膀胱刺激症状、膀胱功能受损以及膀胱癌的可能性等方面。

3.2.25 前列腺癌会影响性生活吗？

前列腺癌是有可能影响患者的性功能的。

首先，患者体内的癌细胞产生的不良作用对患者体内的内分泌产生不良影响，进而导致患者体内的雄性激素含量出现异常，有可能引发患者的性功能下降。另外，患者在治疗的过程中，比如需要对患者局部进行放射性治疗或对患者进行全身药物化疗等，有可能会由于放射线或部分化疗药物对患者身体产生的不良影响，而使患者出现性功能下降的现象。如果疾病长期未能治愈，各种症状和不适在夫妻生活后加重，或直接影响夫妻生活的感受和质量，对患者造成一种恶性刺激，渐渐出现一种厌恶感，可能导致阳痿、早泄等现象。

患有前列腺癌的男性患者的生育能力是会受到极大影响的。

（1）影响精子质量。如果患有前列腺癌，还会使得男性的精子质量出现异常，如精子活力低下、能量较差、精液比较稀，这将会导致生育障碍。

（2）影响男性射精的效果。患有前列腺癌，也会导致男性出现射精功能障碍，比如早泄、勃起功能障碍以及其他的疾病，这些疾病会影响精子的能力，导致生育困难。

前列腺癌是会影响男性的正常性功能和生育能力的，但前列腺癌患者大部分年龄超过40岁，因此对生育的要求不是特别大，而40岁以下的男性一般不会得这种病。但前列腺癌患者一定要去医院进行检查，根据具体情况进行治疗。前列腺癌手术后会出现很多并发症，最常见的就是对性功能的影响，影响大小主要由患者具体病情决定。如果患者早发现、早治疗，癌细胞尚未扩散和转移，手术中可以保留患者前列腺筋膜外血管神经束，那么对患者性功能的影响会比较小。如果癌细胞已经出现了扩散或转移的情况，选择根治术，扩大切除范围，则对患者性功能的影响会比较大。每个前列腺癌患者的年龄、病情不一样，体内解剖结构，比如神经、血管变异等不一样，术后性功能恢复情况也不完全相同，有的患者可能恢复到术前的70%～80%，而有的患者则可能会完全丧失性功能。

3.3 前列腺癌的诊断

3.3.1 前列腺癌为什么要做直肠指检？

前列腺位置特殊，无法从体表触及。但是由于前列腺与直肠仅仅间隔一层直肠壁，

3 前列腺肿瘤

因此,医生可以通过直肠对前列腺进行触摸检查(触诊),医学上称为直肠指诊,或者称直肠指检、肛诊,它是检查前列腺的一个简单而有效的方法。

通过直肠指诊,医生可以了解前列腺的大小、形态、质地硬度、对称性、中间沟深度、表面光滑程度等情况,以及有无压痛或结节,腺体的活动性如何,边界是否清楚,精囊能否触及;还可以了解直肠内有无异常肿块,肛门括约肌张力如何,有无合并痔、直肠脱垂等,以及可以诊断或排除直肠癌,所以直肠指诊也是胃肠外科和肛肠外科的重要检查。

直肠指诊在诊断慢性前列腺炎、前列腺增生以及前列腺癌中均具有重要的意义。

(1)直肠指诊的方法

直肠指诊就是医生将食指(也称示指)伸进患者的肛门,直接触及前列腺,进行触诊。这是一种无创、简便易行却非常重要的临床检查方法,不需任何辅助设备。

患者采用胸膝位或站立弯腰体位。检查者右手戴消毒手套,在食指和患者肛门外部都涂上足够的润滑剂(一般常用液状石蜡油),先轻柔按摩肛周片刻,缓解患者的紧张情绪,并嘱咐患者张口呼吸,全身放松,使肛门括约肌松弛,然后将右手食指缓慢地插入肛门,伸入直肠内,触诊整个直肠和前列腺,以了解前列腺的大小、形态、质地,有无结节、压痛,中间沟是否变浅或消失等。

(2)直肠指诊的作用

正常的前列腺,大小形态像一颗中等大小的栗子,质地韧(硬度如鼻尖)、有弹性,能触及中间沟,表面光滑,略能推动。

慢性前列腺炎时前列腺常稍硬(有些患者以往进行过前列腺内部药物注射治疗,前列腺硬度会明显增加),表面可不规则,无触痛或触痛轻微,形态稍大或稍小或两侧叶不对称。

典型的良性前列腺增生,指诊可发现腺体增大,表面光滑,质地柔韧、有弹性,边缘清楚,中间沟变浅或消失。

前列腺癌的指诊表现为腺体不对称增大、结节坚硬如石、高低不平、中央沟消失、腺体固定。直肠指诊是无创检查,且不增加患者的经济负担,是诊断前列腺癌简单有效的检查手段。

此外,医生指诊时发现前列腺增大,还可能是一些较为少见的前列腺疾病,如前列腺化脓性感染、前列腺结核、前列腺结石等。需要说明的是,直肠指诊的结果可以帮助诊断,但检查的准确度不高,不能因此确诊,要明确诊断还应进行其他相应的辅

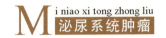

助检查。

3.3.2 什么是前列腺特异性抗原（PSA），为什么要查它？

前列腺特异性抗原（PSA）是一种由前列腺细胞分泌的蛋白质，它是一种酶联型糖蛋白，主要由α1-抗胰蛋白酶、α1-酸性糖蛋白、免疫反应性酸性蛋白和蛋白水解酶等成分组成。PSA在前列腺组织中具有较高的特异性，因此被广泛应用于前列腺癌的筛查和诊断。

在正常前列腺组织中，PSA的主要功能是促进前列腺液的液化，以及保护前列腺免受炎症和感染的损害。然而，当前列腺发生癌变时，PSA的分泌量会增加，因此PSA水平升高可能是前列腺癌的一个标志。

PSA检测是通过抽取血液样本进行的，通过测量血液中PSA的浓度来判断是否存在前列腺癌的可能性。然而，需要注意的是，PSA水平升高并不一定意味着患有前列腺癌，它也可能由其他因素引起，如前列腺炎、良性前列腺肥大等。

（1）PSA检查的临床意义包括：

①筛查和诊断前列腺癌。PSA被认为是一种敏感性高、特异性强的诊断前列腺癌的首选肿瘤标志物，因此，PSA检测是前列腺癌筛查的常用手段，特别是针对50岁以上的男性。PSA水平的变化可以反映前列腺癌病情的发展。如果PSA水平持续升高，可能提示病情恶化或出现转移。

此外，PSA还可以用于前列腺癌的早期筛查，因为PSA升高可能意味着患前列腺癌的风险增大。当然，PSA升高并不一定代表患上前列腺癌，因为PSA也可能受多种因素干扰，比如良性前列腺增生、性行为、任何可能引起前列腺受损或感染的因素以及某些药物等。

②判断是否发生骨转移。血清PSA的水平也是判断初治患者是否有骨转移的一个有用指标。

③进行疗效评估。在前列腺癌根治术或放射治疗后，PSA可认为是反映疾病变化和转归的第一指标。对于接受前列腺癌治疗的患者，如手术、放疗或药物治疗等，PSA水平的变化可用于评估治疗效果，如果治疗后PSA水平持续下降，提示治疗有效；如果PSA水平持续升高，提示治疗无效或出现复发。

④PSA 也是评价放疗后前列腺癌细胞生物学行为的有用指标。

⑤在激素治疗过程中，PSA 降到最低也是反映治疗显效的重要指标。PSA 正常值：所有年龄正常值<4.0 ng/mL（根据年龄调整：40～49 岁<2.5 ng/mL；50～59 岁<3.5 ng/mL；60～69 岁<4.5 ng/mL；70 岁以上<6.5 ng/mL）。

(2) 需要检测的人有：

①有下尿路症状；肛门指诊异常；进行性骨痛，特别是背痛；无法解释的贫血、厌食和体重减轻；无诱因的血栓和单侧下肢水肿等患者。

②50 岁以上的男性每年做 1 次 PSA 测定。

③前列腺癌与遗传相关度明显，直系亲属中如有患前列腺癌的，本人患前列腺癌的风险要比其他人高而且更容易早年发病，所以专家建议有前列腺癌家族史者从 45 岁开始定期做 PSA 测定。

特别提醒：为确保检测结果准确，一般认为在前列腺按摩后 1 周；直肠指诊、膀胱镜检查、导尿等操作 48 小时以后；射精 24 小时后；前列腺穿刺活检和前列腺电切术 1 个月后再抽血检查 PSA。另外，大便秘结、发热等都会对 PSA 造成不同程度的影响，所以患者要保持大便通畅，发热退去一段时间以后再查 PSA。总的来说，PSA 检测是一个重要的工具，可以帮助我们了解前列腺的健康状况，但也需要结合其他检查结果和医生的专业意见来做出最终的判断。

3.3.3 前列腺癌要做哪些影像学检查？盆腔核磁共振在前列腺癌影像学检查中具有怎样的地位？

(1) 磁共振成像（MRI）。MRI 是目前公认的前列腺检查的最佳方式，通过它不仅能了解前列腺的形态，还能了解前列腺周围的情况，如是否有盆腔淋巴结转移、骨转移等。MRI 具有良好的软组织分辨率、可多方位成像、多参数功能成像等优点，逐渐成为影像学中诊断前列腺癌的重要检查方法。其中前列腺多参数磁共振成像（mpMRI）是目前公认的诊断前列腺癌最好的影像检测方式，可用于前列腺癌的检测、定位、局部分期、危险度分层，并可用于引导穿刺活检和治疗指导等。mpMRI 是一种无创、无痛、无辐射的检查方法，用于评估前列腺癌的存在、位置和程度。mpMRI 通过使用多个参数（如 T1、T2、扩散加权成像和动态对比增强）来提供更全面的前列腺组织信息。mpMRI 的参数可以帮助医生识别异常组织，如癌组织。T1 和 T2 参数用于显示组织的密度和结构，扩散加权成像显示水分子的扩散情况，而动态对比增强可以显示组织的血流情况。这些参数的组合提供了关于前列腺健康状况的详细信息。在进行mpMRI检查时，患者需要保持静止，并遵循医生的指示。检查通常需要约30分钟，但具体时间可能因设备和医生而异。mpMRI的结果通常由放射科医生解释，并与其他测试结果（如前列腺特异性抗原水平）一起用于诊断前列腺癌。如果mpMRI显示异常组织，可能需要进一步的活检以确认诊断。需要注意的是，mpMRI并不是前列腺癌的特异性诊断工具，因为其他良性前列腺疾病也可能导致异常的MRI结果。因此，医生通常会结合其他测试和患者的症状来做出最终诊断。

（2）前列腺超声检查。超声检查是一种简单、无创的检查方式，常用于初步筛查前列腺癌。

（3）前列腺特异性抗原（PSA）检测。PSA是一种由前列腺细胞产生的蛋白质，前列腺癌患者的PSA水平通常会升高。然而，PSA水平的升高并不一定意味着患有前列腺癌，因为PSA水平的升高也可能是良性前列腺增生症等非癌性疾病引起的。

以上各种检查方法并非孤立使用，而是相互配合，共同提高前列腺癌的诊断准确率。具体采用哪种或哪几种检查方法，需要根据患者的具体病情和医生的专业意见来决定。

3.3.4 前列腺癌一定要做穿刺吗？

前列腺癌的确诊通常需要通过前列腺穿刺活检进行病理检查。这种方法是诊断前列腺癌最可靠的途径，也被称为"金标准"。不过，并非所有PSA升高的人都需要做前列腺穿刺活检。

一般来说，以下情况需要进行前列腺穿刺活检：

（1）医生直肠指检中，发现前列腺结节。

（2）超声/核磁/CT检查中，发现异常影像。

（3）抽血检查的PSA＞10 ng/mL。

（4）抽血检查PSA在4～10 ng/mL，同时f/tPSA异常或PSAD异常。

虽然前列腺穿刺活检是一种有创的检查方法，但它是诊断前列腺癌最可靠的途径，所以重要性不言而喻。前列腺肿瘤早期比较小，并不构成对尿道的压迫，所以不一定会有排尿异常等症状，若不定期做相关检查，往往难以早期发现。

值得注意的是,尽管前列腺穿刺活检是目前用来确诊前列腺癌的方法,但并不是每个 PSA 升高的人都要做穿刺活检。因此,在决定是否进行前列腺穿刺活检时,医生会综合考虑病人的病情、年龄、身体状况等多方面因素。

3.3.5　为什么有时候需要重复进行前列腺穿刺活检?

前列腺癌的诊断通常依赖于前列腺穿刺活检,这是一种常见且安全的诊断手段。然而,由于前列腺癌的特殊性质,前列腺穿刺活检可能存在漏诊的风险。因此,对于那些经过初次前列腺穿刺活检后结果为阴性,但医生仍然怀疑可能存在前列腺癌的患者,可能需要重复进行前列腺穿刺活检。

重复前列腺穿刺活检的必要性在于,它可以提高前列腺癌的诊断准确率。据研究,二次穿刺阳性检出率大约有 10%~35%。此外,即使在曾进行过饱和穿刺活检的病例中,重复穿刺活检仍有较显著的检出率。

值得注意的是,并非所有的前列腺癌患者都需要重复进行前列腺穿刺活检。只有在特定的情况下,比如前列腺穿刺活检后的病理结果发现非典型性增生或高级别的前列腺上皮内瘤,或者 PSA 值持续升高等情况下,才需要考虑重复进行前列腺穿刺活检。

总的来说,前列腺癌的诊断需要综合多种方法,包括但不仅限于前列腺穿刺活检,而重复的前列腺穿刺活检则是其中的一种重要手段,旨在提高前列腺癌的诊断准确率。但是,是否需要重复进行前列腺穿刺活检,还需要根据个体的具体情况,由医生进行综合评估决定。

3.3.6　什么类型的前列腺癌具有高度危险性?

高危前列腺癌是指前列腺癌的恶性程度较高,具有较大的潜在危险性。从 PSA、Gleason 评分和分期的角度来看,高危前列腺癌通常具有以下特征:

(1) PSA 水平较高。PSA 是一种由前列腺细胞分泌的蛋白质,正常值范围在 0~4.0 ng/mL。如果 PSA 水平高于 4.0 ng/mL,则可能存在前列腺癌。如果 PSA 水平高于 10.0 ng/mL,则可能存在高危前列腺癌。

(2) Gleason 评分较高。Gleason 评分是一种评估前列腺癌恶性程度的指标,范围在 1~10 分。如果 Gleason 评分大于等于 7 分,则可能存在高危前列腺癌。

（3）分期较晚。前列腺癌的分期是根据肿瘤的大小、是否侵犯周围组织、是否转移等因素来确定的。如果前列腺癌处于T3或T4期，则可能存在高危前列腺癌。

综上所述，高危前列腺癌通常具有较高的PSA水平、较高的Gleason评分和较晚的分期。

3.3.7 基因检测可以诊断前列腺癌吗？

前列腺癌基因检测是一种通过分析患者体内的DNA序列，寻找与前列腺癌发展相关的特定基因突变或表达水平变化的检测方法。基因检测能够给患者提供更为精准的治疗，但是不能单独用于诊断前列腺癌，通常结合患者病史、体格检查、影像学及病理学检查等多种方法做出诊断。这种检测可以帮助医生了解患者的疾病状态，预测疾病的发展趋势，以及根据检测结果指导靶向用药治疗。

《中国前列腺癌患者基因检测专家共识（2020年版）》（以下简称《2020年版共识》）在综合国内外最新指南共识的基础上，参考最新发表的前列腺癌精准治疗相关研究数据和文献，进一步规范和指导前列腺癌基因检测的对象、内容、技术、数据处理和解读，并推荐有意愿进行基因检测的受检者以指导治疗决策或以遗传咨询为目的进行基因检测。随着中国前列腺癌患者基因突变特征及精准治疗数据的不断产出，未来将继续结合中国前列腺癌患者的精准诊疗数据更新《2020年版共识》；同时继续呼吁建立医院、基因检测实验室（公司）等相关机构共同参与的协作数据共享平台或数据库，以明确中国前列腺癌患者的驱动基因突变分子特征及其与转移、复发、疗效评估、药物不良反应的相关性等信息。

（1）适宜进行基因检测的对象。不同病情和治疗阶段的前列腺癌患者的基因突变特征各异，基于前列腺癌临床实践及药物研发现状，推荐基于"提供遗传咨询"和"制定治疗决策"为目的的NGS基因突变检测。

（2）提供遗传咨询。评估是否适宜进行基因检测需要结合前列腺癌患者的家族史、临床及病理学特征。其中家族史需要考虑：是否有兄弟、父亲或其他家族成员在60岁前诊断为前列腺癌或因前列腺癌死亡；是否在同系家属中具有3名及以上有前列腺癌的患者，特别是其确诊年龄≤50岁；是否已知家族携带相关胚系致病基因突变。美国国立综合癌症网络的指南显示，BRCA1/2基因有害突变的携带者在65岁之前罹患前列腺癌的风险增加，特别是BRCA2胚系突变患者有更高的早发前列腺癌和前列腺癌死亡风险。因此,《2020年版共识》推荐BRCA1/2胚系突变的携带者从40岁起每年行基于PSA的前列腺癌筛查。

(3) 对于初诊未进行风险评估、极低风险至中风险的前列腺癌患者,其家族史的获得及遗传咨询是检测前的必要步骤。对于具有明确相关家族史、已知家族成员携带胚系致病基因突变的上述风险级别患者,推荐进行DNA损伤修复相关基因的胚系变异检测;对于家族史不详的上述风险级别患者,需要结合临床特征进行遗传咨询后综合判断是否有必要进行相关检测。对于高风险、极高风险、局部进展及转移性前列腺癌患者,推荐进行DNA修复基因的胚系变异检测。另外,前列腺导管腺瘤和前列腺导管内瘤是前列腺癌中具有独特病理学特征的亚型。前者发生率较低,仅占全部前列腺癌患者的1%。而后者在不同的样本类型、风险及临床分期前列腺癌患者中所占比例不同:在低风险、中风险、高风险及转移复发前列腺癌中,其比例分别为2.1%、23.1%、36.7%及56.0%。与腺癌患者相比,前列腺导管腺瘤和前列腺导管内瘤患者基因组不稳定性、错配修复基因及同源重组修复基因(homologous recombination repair,HRR)特别是BRCA2基因突变比例更高,患者预后较差。因此对具有该病理学特征的前列腺癌患者,不论是否存在明确的肿瘤家族史均推荐进行胚系基因检测。

(4) 制定治疗决策。对于所有转移性去势抵抗性前列腺癌患者,推荐进行至少包含HRR基因胚系及体系变异的检测,并可以考虑行微卫星不稳定性(microsatellite instability,MSI)和DNA错配修复缺陷(DNA mismatch repair deficiency,dMMR)检测。对于肿瘤组织检测已发现与肿瘤发病风险相关基因突变而缺乏胚系变异验证的前列腺癌患者,建议遗传咨询后再考虑是否进行检测。

3.4 前列腺癌的治疗

3.4.1 哪些前列腺癌患者临床上可以等待观察?

在前列腺癌的治疗中,等待观察是一种可选的策略,适用于某些特定患者。以下是一些适合等待观察的患者类型:

（1）低危前列腺癌。低危前列腺癌通常生长缓慢，扩散风险较低。对于这类患者，等待观察可能是一个合适的选择，因为他们可以在观察期间保持生活质量和身体功能。

（2）健康状况较差的患者。对于健康状况较差、无法承受手术或放疗风险的患者，等待观察可能是一个合适的选择。他们可以在观察期间接受适当的药物治疗，以控制病情并减轻症状。

（3）预期寿命较短的患者。对于预期寿命较短的患者，他们可能无法从治疗中获得足够的益处，因此等待观察可能是一个更好的选择。

需要注意的是，等待观察并不是所有前列腺癌患者都适用的选择。在决定是否采用等待观察之前，患者应该与医生进行充分的讨论和评估。医生会根据患者的具体情况、预期寿命、健康状况等因素来制定最佳的治疗方案。

3.4.2　前列腺癌必须完全切除前列腺吗？

前列腺肿瘤的治疗方式取决于许多因素，包括肿瘤的类型、大小、位置以及患者的年龄和健康状况。对于早期的前列腺癌，如果患者预期寿命大于10年，可能会推荐进行根治性前列腺切除术，即切除整个前列腺。然而，对于一些特定的早期前列腺癌患者，特别是高龄、基础疾病严重、预期寿命较短的患者，手术风险较大，同时可能引起尿失禁、肠梗阻、心肺功能障碍等并发症，手术对于这些患者可能弊大于利，应当评估围手术期风险和患者是否获益后谨慎选择治疗方式。

对于晚期或转移性的前列腺癌，可能会采取其他治疗方式，例如放疗、化疗或激素治疗，而不是直接切除前列腺。此外，还有一些新的治疗方法正在研究中，比如靶向治疗和免疫治疗，这些方法可能会成为未来前列腺癌治疗的新方向。

总的来说，前列腺肿瘤是否需要完全切除前列腺，取决于个体差异和具体情况。

3.4.3　前列腺癌手术能保留尿道吗？

前列腺肿瘤手术能否保留尿道，主要取决于手术类型。一般来说，前列腺切除术是一种切除部分或全部前列腺的手术。

对于根治性前列腺切除术，医生可以使用不同的技术进行，包括机器人辅助的微创手术和传统的开放式手术。在某些情况下，例如对于有严重泌尿症状和前列腺肿大较严重的男性，医生可能会推荐进行简单的前列腺切除术，这种手术通常在机器人协助下以微创手术的形式进行，它不再是一种开放式手术。

此外，也有一些手术方式可以尝试保留尿道，但一般来说前列腺癌手术需要将尿道的前列腺部一同切除，并进行尿道与膀胱颈口的吻合。但是，为了更好地尿控和缝合，大部分医生会尽可能地保留前列腺尖部的尿道。然而，即使在这种情况下，尿道也可能会有不同程度的损伤，特别是在手术过程中。

同时，还有一些新的术式正在研究中，比如单孔腹腔镜下脱套式最大限度功能尿道保留在前列腺癌根治性切除术中的初步临床应用，这种新术式已经被证明是安全可行的，并且可以提高患者术后的尿控率。

总的来说，前列腺肿瘤手术是否能保留尿道，取决于手术类型和个体情况，需要在医生的指导下做出决定。

3.4.4　为什么前列腺癌手术前一定要进行分期？

前列腺癌手术前必须进行分期的原因主要有以下几点：

（1）确定治疗方案。前列腺癌的分期是决定治疗方案的关键依据。根据分期结果，医生可以确定最适合患者的治疗方式，比如手术、放疗、化疗等。

（2）预测预后。前列腺癌的分期也可以用来预测患者的预后。分期越晚，病情越严重，预后越差。

（3）指导治疗。分期结果可以帮助医生调整治疗方案，比如决定是否需要进行淋巴结清扫，是否需要保留神经功能等。

（4）评估疗效。在治疗后，医生可以根据患者的分期结果来评估治疗效果，判断是否需要继续治疗或者调整治疗方案。

总的来说，前列腺癌的分期是为了更精确地确定治疗方案、预测预后、指导治疗，以及评估治疗效果，从而提高治疗效果，延长生存期，提高生活质量。

3.4.5　达芬奇机器人可不可以应用在前列腺癌手术中？有何优势？

达芬奇机器人是一种高端的微创手术平台，它结合了开放手术和传统腹腔镜手术的优点，拥有良好的3D手术视野和相比传统腹腔镜更加灵活有力且可弯曲的手术钳，能进行全方位的手术操作。

在前列腺癌根治术中，达芬奇机器人的优势体现在以下几个方面：

(1) 精细操作。达芬奇机器人手术平台提供裸眼 3D 视野，显示非常清晰，暴露充分，能够清楚显现神经、血管走行及前列腺侧筋膜，有助于对手术部位神经、血管及组织的最大化保留。

(2) 保护功能。在切除前列腺肿瘤的同时，还需保护好尿道括约肌，并根据患者具体情况尽可能地保留神经。达芬奇机器人能更好地保护尿控功能及性功能，患者在术后 1 天便可下床活动和进食，术后 3～5 天便可顺利出院。

(3) 减少并发症。达芬奇机器人手术治疗前列腺癌相对于传统腹腔镜手术，可以明显减少术中出血量，缩短术后住院时间，加快术后恢复，降低术后并发症，如尿失禁和勃起功能障碍等的发生率，提高患者的生活质量和生存率。

(4) 适用范围广。达芬奇机器人系统在前列腺癌根治术中应用最为广泛。达芬奇机器人系统的控制台可以提供 10 倍于普通腹腔镜放大效果的三维立体视觉，能够清楚呈现组织、器官的解剖构造和神经血管束的走行。

总的来说，达芬奇机器人在前列腺癌治疗中的应用，既能保证手术的精度和安全性，又能最大限度地保护患者的生理功能，从而提高患者的生活质量。

3.4.6 早期前列腺癌可以根治吗？可以治愈吗？

通常所说的早期前列腺癌，指的是确诊时肿瘤侵犯区域仍局限于前列腺内（T2 期以内），不存在周围器官侵犯、淋巴结或远处转移的前列腺癌，也称为局限性前列腺癌。前列腺癌的早期，只要积极地配合医生治疗，是能治愈的，但不能达到根治的目的。临床治愈是指患者体内无瘤、无转移，患者机体功能运行正常，但有潜在的远处转移或者复发的风险，需要进行严密的临床随访。

前列腺癌如果使用内分泌治疗或者积极早期的根治性治疗，可以达到全身无肿瘤，其他脏器没有转移，患者排尿功能正常，对机体没有任何影响的程度。但需要定期监测前列腺特异性抗原及机体其他脏器是否有远处的转移等，每年都需要进行定期的体检、随访以及早发现转移复发的情况，如出现转移复发还可以再治疗。

因此，前列腺癌虽然不能从基因层面根治，但是通过积极有效的方法是可以控制的。

在美国，局限性前列腺癌的病例占前列腺癌的 81%，这些患者的 5 年生存率几乎是 100%；在日本，局限性前列腺癌约占 50%；而在我国，局限性前列腺癌仅占初诊患者的1/3。可见，患者总体肿瘤分期晚而无法根治，是造成我国和欧美国家前列腺癌总体生存率差异的主要原因。

而在前列腺癌治疗的方法技术上，我国很多大型三甲医院的专家们已经达到国际一流水平，广大患者无需四处奔走甚至出国就医。所以，只要发现及时，治疗得当，早期的局限性前列腺癌患者几乎都可以达到治愈性治疗效果。

所谓前列腺癌的治愈性治疗是指根治性的前列腺切除术和根治性的放射治疗（包括外放射或近距离照射），或者这些治疗方法的联合应用。

对于已确诊预期寿命低于10年的低危前列腺癌患者，在充分了解肿瘤进展相关风险的前提下可以采取主动监测，严密随访。但是在肿瘤或肿瘤相关指标出现进展，或者患者有意愿进行主动治疗时，应及时进行手术或其他肿瘤综合治疗。

对于预期寿命大于10年的低危局限性前列腺癌患者，首选根治性前列腺切除术，次选根治性放疗。除非患者强烈要求，一般不推荐采取主动监测。

（1）根治性前列腺切除术

根治性前列腺切除术或称前列腺癌根治术是治疗早期前列腺癌最有效的手段。早期前列腺癌采取根治术可以尽可能地清除患者体内所有的肿瘤细胞，几乎可以达到治愈效果。目前广泛施行的是腹腔镜以及机器人辅助腹腔镜前列腺癌根治术，传统的开放手术已经很少使用了。

对于预期寿命大于10年、健康状况良好、没有严重心肺脑疾病、可以耐受手术的早期前列腺癌患者都可以考虑施行前列腺癌根治手术。

目前，很多学者认为部分区域淋巴结转移甚至寡转移的患者接受根治术和辅助治疗可以提高生活质量，并在总体生存上获益。从现有的数据来看，早期前列腺癌患者行根治术后的5年生存率几乎为100%，10年生存率也可达到90%左右。

（2）根治性放疗

当然，并非所有的早期前列腺癌患者都能施行根治性手术。对于由于各种原因不能进行手术的早期前列腺癌患者，还有另外一种治愈性治疗方法，那就是根治性放疗。

无论是通常所说的外放射治疗，还是把带有放射性的粒子植入前列腺内以杀灭肿瘤细胞的近距离照射治疗，都可以达到与根治手术相似的效果。所以对于年事已高或总体健康状况不佳而不能耐受手术的患者，根治性放疗是较为适宜的选择。

（3）其他治疗

此外，冷冻消融技术方兴未艾，虽然目前缺乏足够的数据来评估远期疗效，但现有数据显示冷冻消融对早期前列腺癌也有治疗效果，对于不能耐受手术的患者也可以考虑使用冷冻消融治疗。

治疗后还应重视随访，虽然大多数前列腺癌患者根治术或根治性放疗的治疗效果较好，但并不代表手术后就可以高枕无忧。相当一部分前列腺癌患者在接受手术后仍可能出现局部复发和远处转移。如果能够做到早期发现术后复发，赶在病情进一步发展前采取应对措施，可以大大提升远期生存率。

因此，前列腺癌根治术或根治性放疗后的复查随访十分重要，一般推荐术后半年内每个月进行一次，2年内每3个月进行一次，2年后每半年随访一次，5年后每年随访一次。随访内容包括PSA检查和直肠指诊或经直肠超声检查，有些患者还需要进行骨扫描检查。必要时应该配合医生缩短随访间隔时间。

3.4.7 局部进展期前列腺癌的治疗方式是什么？

（1）手术治疗。包括根治性前列腺切除术、盆腔淋巴结清扫术和尿道吻合术。根治性前列腺切除术是局部进展期前列腺癌的首选治疗方法，可以切除整个前列腺及其周围组织，治愈率较高。盆腔淋巴结清扫术可以清除前列腺周围可能存在的肿瘤细胞，提高治愈率。尿道吻合术则可以修复受损的尿道，保持尿道的通畅性和完整性。

（2）放射治疗。包括外照射和近距离照射。外照射使用高能量X线或质子束来杀死癌细胞。近距离照射是将放射性粒子植入前列腺组织中，通过其释放出的辐射能量杀死癌细胞。

（3）化学治疗。通常用于辅助手术治疗，可以杀死手术切除后可能残留的肿瘤细胞，降低复发风险。

（4）免疫治疗。这是一种新型的治疗方法，通过激活患者自身的免疫系统来攻击肿瘤细胞。目前，免疫治疗在局部进展期前列腺癌治疗中的应用仍处于研究阶段，但已显示出一定的疗效。

（5）综合治疗。根据患者的具体情况，将以上几种治疗方法结合使用，以达到更好的治疗效果。例如，对于一些较大的肿瘤，可以先进行放疗或化疗，使肿瘤缩小后再进行手术治疗。

需要注意的是，不同的治疗方法适用于不同的患者群体，医生会根据患者的具体情况制定个体化的治疗方案。同时，治疗过程中可能会产生一些副作用，如疼痛、感染、出血等，需要及时处理和应对。

3.4.8 转移性前列腺癌能做手术吗？

转移性前列腺癌在某些情况下可以进行手术治疗。

通常，当前列腺癌发生转移时，手术切除不是首选治疗方法。但是，如果骨转移灶较少，且没有出现肺、肝等远处内脏转移，手术切除可能是可行的选择。在这种情况下，手术切除原发病灶和配合淋巴结清扫可以帮助大多数病人达到临床治愈。

是否适合手术治疗需要结合患者的实际情况进行综合评估。如果患者的年龄较小，病情较轻，预期寿命大于 10 年，并且身体状况能够承受手术的影响，那么手术治疗可能是一个不错的选择。

然而，如果患者的年龄超过 75 岁，或者病情特别严重，预期寿命小于 10 年，那么手术治疗可能不是最佳选择。在这种情况下，药物治疗和保守治疗可能是更好的选择，因为它们可以改善患者的生活质量并延长生存期。

转移性前列腺癌的治疗方法多种多样，除了手术外，还包括以下几种：

（1）新一代雄激素受体拮抗剂。例如恩杂鲁胺，它可以显著改善包括转移性去势抵抗性前列腺癌、非转移性去势抵抗性前列腺癌与转移性激素敏感性前列腺癌患者的生存和预后。

（2）放射治疗。对于骨转移的患者，放射治疗可以有效地缓解疼痛症状。

（3）化疗。对于对内分泌治疗抵抗的转移性前列腺癌的患者，化疗可以延缓肿瘤生长，延长患者的生命。

（4）近距离放疗。它是将放射性粒子经过会阴部皮肤种植到前列腺中，通过近距离放射线杀伤前列腺癌细胞，不需要其他治疗辅助。

（5）冷冻治疗。它是一种微创治疗手段，在超声引导下将探针通过会阴部皮肤置入前列腺中，然后将零下 96 摄氏度的液氮注入探针以冷冻并杀死肿瘤细胞。

（6）内分泌治疗。通过去除或阻止睾酮（即雄激素）对前列腺癌细胞产生作用，以暂时抑制前列腺癌细胞的生长，延缓疾病的恶化进展。

（7）核素治疗。这是一种用于治疗前列腺癌骨转移骨痛患者的姑息性治疗手段。如静脉注射或口服二膦酸盐类药物可用于治疗骨转移导致的骨痛。

这些治疗方法各有优缺点，具体治疗方案需要根据患者的病情和身体状况来确定。

同时，由于前列腺癌的治疗是一个复杂的过程，可能涉及多学科的协作，所以患者在接受任何治疗之前，都应该寻求专业医生的建议。

3.4.9 前列腺癌手术过程中需要清扫淋巴结吗？

在前列腺癌手术过程中，是否需要清扫淋巴结取决于多种因素，包括肿瘤的分期、分级、免疫组化结果以及患者的整体健康状况。一般来说，如果前列腺癌已经侵犯到周围组织，或者有淋巴结转移的迹象，那么在手术过程中通常需要进行淋巴结清扫。这有助于确定疾病的分期，并为后续治疗提供更准确的信息。根据最新的欧洲泌尿外科协会（European Association of Urology，EAU）指南，对于低危的前列腺癌，一般不建议进行淋巴结清扫；对于中危的前列腺癌，如果 Briganti nomogram 评分大于5%，则建议进行扩大淋巴结清扫；对于高危前列腺癌，推荐进行扩大淋巴结清扫。

总的来说，是否需要进行淋巴结清扫应在手术前进行全面的评估，并在手术过程中根据具体情况做出决策。

3.4.10 经腹膜外途径行前列腺癌根治术有何优势？

经腹膜外途径行前列腺癌根治术是一种先进的前列腺癌治疗方法，它具有以下几个显著的优势：

（1）减少术中失血和输血率。相较于传统的开放手术，经腹膜外途径行前列腺癌根治术能显著减少术中失血和输血率。

（2）缩短住院时间和恢复时间。这种手术方式能缩短住院时间和恢复时间，从而提高患者的生活质量。

（3）改善瘢痕愈合。经腹膜外途径行前列腺癌根治术能改善瘢痕愈合，减少术后疼痛和不适感。

（4）对细胞免疫功能影响小。与开腹手术相比，经腹膜外途径行前列腺癌根治术对细胞免疫功能影响小，因此能更好地保护患者的免疫力，提高生活质量。

（5）视野清晰。经腹膜外途径行前列腺癌根治术的视野相对清晰，对手术医生来说，能更清楚地看到手术部位，有利于精准操作。

（6）对腹腔器官影响小。相较于经腹途径，经腹膜外途径行前列腺癌根治术对腹腔器官的影响较小，能有效避开腹腔内的粘连肠管等组织器官。

总的来说，经腹膜外途径行前列腺癌根治术是一种安全且有效的手术方式，不仅能显著减少手术损伤，还能提高患者的生活质量。当然，任何手术都有其特定的适应证和禁忌证，患者在决定接受哪种手术方式时，应根据自身情况和医生的建议做出决定。

3.4.11 为什么晚期前列腺癌提倡综合治疗？

晚期前列腺癌提倡综合治疗的原因主要有以下几点：

（1）前列腺癌是一种复杂的疾病，其治疗需要综合考虑多种因素，包括肿瘤的分期、分级、患者年龄、健康状况、并发症等。综合治疗是一种全面、系统的方法，能够根据患者的具体情况制定个体化的治疗方案。

（2）前列腺癌的生长和扩散需要多种因素的协同作用，单一的治疗方法往往难以完全控制肿瘤的生长和扩散。综合治疗通过联合使用多种治疗方法，可以更有效地抑制肿瘤的生长和扩散，提高患者的生存率和生活质量。

（3）前列腺癌患者通常存在多种并发症和症状，如疼痛、尿频、尿急、尿痛等。综合治疗可以同时治疗这些并发症和症状，减轻患者的痛苦和不适，提高其生活质量。

（4）综合治疗可以延长患者的生存期和提高生活质量。一些患者可能在接受综合治疗后能够长期生存，而单一的治疗方法往往难以达到这样的效果。

总之，晚期前列腺癌提倡综合治疗的原因是多方面的，包括疾病的复杂性、多种治疗方法的协同作用、患者的并发症和症状以及提高生存率和生活质量等。因此，在选择治疗方法时，应该根据患者的具体情况制定个体化的治疗方案，并综合考虑多种因素进行决策。

3.4.12 内分泌治疗为什么在前列腺癌治疗中占有重要地位？前列腺癌内分泌治疗有哪些注意事项？

内分泌治疗在前列腺肿瘤治疗中占有重要地位，主要原因如下：

（1）雄激素依赖性。前列腺癌的生长主要依赖雄激素，因此，阻止雄激素发挥效应是内分泌治疗的主要目标。

（2）治疗效果。绝大多数前列腺癌在出现去势治疗抵抗前，对内分泌治疗敏感。

（3）治疗方式。在前列腺癌的治疗中，内分泌治疗不仅可以单独使用，也可以与其他治疗方式（如手术、放疗）联合使用。

（4）辅助治疗。在前列腺癌根治术后，内分泌治疗是一种重要的辅助治疗手段，旨在消灭术后盆腔内残留的前列腺肿瘤病灶。

（5）新辅助治疗。在手术前先进行内分泌治疗，即新辅助内分泌治疗，可以减小肿瘤的体积、降低临床分期、降低手术切缘的阳性率。

（6）临床试验支持。大量有关前列腺癌内分泌治疗的临床试验已经或正在国内外开展，获得的结果指导了治疗指南的制定和更新。

总的来说，内分泌治疗在前列腺肿瘤治疗中占据重要地位，主要是由于其针对前列腺癌的特殊生物学特性，以及其在治疗前列腺癌中的显著效果。

内分泌治疗是目前临床治疗前列腺癌的重要手段之一。这种治疗方法主要是通过抑制体内的雄激素水平，从而抑制前列腺癌的生长和扩散。

在内分泌治疗中，有两种主要的治疗方式——去势治疗和抗雄治疗。去势治疗的作用靶点在脑垂体，抗雄治疗的作用靶位是肾上腺或前列腺。

去势治疗，即去除产生睾酮的器官或抑制产生睾酮的器官的功能，抑制睾丸分泌雄激素，包括手术去势和药物去势。去势治疗的药物包括促性腺激素释放激素（GnRH）激动剂和GnRH拮抗剂，前者通过下调GnRH受体减少促黄体激素的释放；后者直接抑制GnRH受体。

抗雄治疗，即应用抗雄激素药物竞争性阻断雄激素与前列腺细胞上雄激素受体的结合。抗雄治疗药物分为3类：肾上腺皮质激素合成阻滞药、雄激素合成抑制剂和雄激素受体拮抗剂。

内分泌治疗在前列腺癌的不同阶段和情况下都具有重要作用。在早期前列腺癌中，在手术或放疗等根治性治疗的基础上，内分泌治疗可以作为单独的治疗方式，以控制癌细胞的生长和扩散，延缓疾病的进展。在晚期或转移性前列腺癌中，内分泌治疗通常与其他治疗方法（如放疗或化疗）结合使用，以增强治疗效果。此外，内分泌治疗还可用于治疗复发性前列腺癌或手术后的残留病变，以减少复发和进展的风险。

当然，内分泌治疗也有一些副作用，例如性欲减退、乳房增生和骨质疏松等。这些副作用可以通过调整剂量或采取其他辅助治疗措施来减轻或管理。总的来说，内分泌治疗在前列腺癌的治疗中起到了非常重要的作用，并且已经得到了广泛的认可和应用。

3.4.13 前列腺癌一定需要放疗吗？放疗在前列腺癌治疗中的地位如何？

前列腺肿瘤是否需要放疗，取决于许多因素，包括肿瘤的类型、大小、位置，以及患者的身体状况等。放疗是一种常用的治疗前列腺癌的方法，它使用高能量的辐射来杀死癌细胞。对于早期前列腺癌，放疗可以是一个有效的治疗选择，可以控制癌细胞的生长并防止其扩散到其他组织。然而，如果前列腺肿瘤切除不完全或切缘阳性，为达到手术治疗效果，需在手术恢复后尽快加用放疗。如果盆腔淋巴结有转移，肿瘤病期为局部发展期前列腺癌，切除范围可能不足够大，需要加用盆腔辅助性放疗保证效果。如果手术后随访过程中出现生化复发或肿瘤复发，也可以加用放疗。

因此，前列腺癌不一定必须放疗。治疗方法应该根据患者的具体情况而定。

放射治疗是前列腺癌治疗中的一种重要手段，其地位日益凸显。

(1) 放射治疗在前列腺癌治疗中的应用

放射治疗是通过使用高能射线照射肿瘤部位，以杀死癌细胞或阻止其生长的方法。在前列腺癌治疗中，放射治疗被广泛应用于不同阶段的治疗，包括早期、中期和晚期。放射治疗可以通过多种方式实现，包括外部照射、内部照射和融合治疗等。

(2) 放射治疗的优势

①局部控制。放射治疗可以有效地杀死前列腺癌细胞，控制肿瘤的生长和扩散。

②保留器官。对于早期前列腺癌患者，放射治疗可以作为一种保留器官的治疗方式，避免手术切除的创伤。

③减轻症状。放射治疗可以缓解前列腺癌引起的疼痛、尿频、尿急等症状。

④提高生活质量。通过减轻症状和提高生活质量，患者可以更好地回归社会和工作。

(3) 放射治疗的适应证

①早期前列腺癌。对于早期前列腺癌患者，放射治疗可以作为一种首选的治疗方式。

②局部进展期前列腺癌。对于局部进展期前列腺癌患者，放射治疗可以作为一种挽救性的治疗方式。

③转移性前列腺癌。对于转移性前列腺癌患者，放射治疗可以缓解症状并控制疾病的进展。

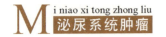

（4）注意事项

放射治疗前需要进行全面的评估和诊断，确保患者适合接受放射治疗；放射治疗过程中需要注意保护周围正常组织和器官，避免损伤；放射治疗后需要进行定期随访和复查，及时发现和处理可能出现的不良反应和并发症；患者在接受放射治疗期间需要注意保持良好的生活习惯和饮食习惯，以提高治疗效果和生活质量。

总之，放射治疗在前列腺癌治疗中具有重要地位。通过合理的选择和应用放射治疗方法，可以有效地控制前列腺癌的生长和扩散，提高患者的生活质量，延长其生存期。

3.4.14 前列腺癌一定需要化疗吗？化疗在前列腺癌治疗中的地位如何？

前列腺癌不一定需要化疗。化疗的使用要基于患者的病情和其他治疗方案的效果。以下是一些可能需要使用化疗的情况：

（1）高危病情。如果前列腺癌已扩散到其他部位或复发，并且手术治疗或放疗无法控制病情，那么化疗可能是一种有效的治疗方法。

（2）治疗前列腺癌的辅助疗法。如果前列腺癌已经在手术或放疗后恢复，化疗可以作为辅助治疗，以帮助消灭可能残留的癌细胞，降低复发风险。

（3）转移癌症的治疗。在某些情况下，前列腺癌已经扩散到其他器官，此时，化疗可能是一种有效的治疗方法。

因此，前列腺癌是否需要化疗取决于患者的具体情况。

化疗在前列腺肿瘤治疗中扮演着重要的角色。对于一些晚期或者转移性的前列腺癌，化疗可以有效地缓解患者的症状，延长生存期。然而，化疗并不是对每个患者都适用的，有些患者可能会因为各种原因无法承受化疗的副作用。

在前列腺癌的治疗中，化疗的地位主要体现在以下几个方面：

（1）晚期或转移性前列腺癌的治疗。对于一些晚期或者转移性的前列腺癌，化疗可以有效地缓解患者的症状，延长生存期。

（2）与其他治疗方法的联合使用。化疗可以与手术、放疗、内分泌治疗等其他治疗方法联合使用，以提高治疗效果。

（3）对特定类型前列腺癌的治疗。对于某些特定类型的前列腺癌，如转移性去势抵抗性前列腺癌，化疗可以作为主要的治疗方法。

（4）对特定人群的治疗。对于初治但肿瘤负荷高的转移性前列腺癌，基于

CHAARTED 研究结果，以多西他赛为基础的化疗可延长这部分患者的生存期。

总的来说，化疗在前列腺肿瘤治疗中的地位主要取决于患者的具体情况和疾病的分期，以及医生的专业判断。

3.4.15 前列腺癌的靶向治疗效果如何？

前列腺癌的靶向治疗效果因个体差异而不同，但通常来说，靶向治疗可以有效地缩小肿瘤体积，减轻症状，并延长患者的生存期。

靶向治疗针对的是肿瘤细胞上的特定靶点，这些靶点可以是肿瘤细胞表面的蛋白质、细胞内部的信号转导通路或者是血管生成等。针对这些靶点进行治疗，可以更精确地杀死肿瘤细胞，减少对正常细胞的损害。目前，在前列腺癌的靶向治疗方面，所研究的小分子药物主要包括 PDGFR 抑制剂伊马替尼、VEGFR 受体抑制剂索拉非尼、EGFR 抑制剂吉非替尼等。这些小分子药物目前已经有相当一部分应用于临床，显示出一定的临床功效。

前列腺肿瘤的靶向治疗效果因人而异，取决于许多因素，包括基因检测结果、病情严重程度、患者身体状况等等。根据现有的研究和报道，靶向治疗在某些情况下确实可以带来显著的疗效。

靶向治疗是一种针对肿瘤细胞内部机制的治疗手段，它可以精确识别并攻击肿瘤细胞，同时尽量减少对正常细胞的伤害。这种治疗方式通常比传统的化疗更加精准，因此副作用相对较少。

例如，卢卡帕尼是一种被美国食品药品监督管理局批准的靶向治疗药物，用于治疗接受过雄激素受体导向治疗和紫杉烷化疗、携带有害 BRCA 突变（生殖系和/或体细胞）相关转移性去势抵抗性前列腺癌。另一种靶向治疗药物 177Lu-PSMA，其具有毒副反应可控且可以靶向作用于病灶等特点，在局部晚期前列腺癌的治疗中具备一定优势。

然而，靶向治疗并不总是适用于所有的前列腺癌患者，有些靶向治疗仅对癌细胞发生特定基因突变的患者有效。另外，靶向治疗的效果还受到许多其他因素的影响，比如患者的年龄、健康状况、肿瘤的大小和位置等。

总的来说，靶向治疗是前列腺癌治疗的一个重要方向，但并不适用于所有患者，也并不能完全替代其他治疗方式。在选择治疗方案时，医生会综合考虑患者的具体情

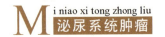

况，制定最合适的治疗计划。

3.4.16 前列腺癌靶向治疗后出现皮疹怎么办？

当前列腺癌靶向治疗出现皮疹时，可以采取以下措施：

（1）保持皮肤清洁。保持皮肤清洁是预防和治疗皮疹的关键。定期洗澡，避免使用刺激性的沐浴露或肥皂，以减少对皮肤的刺激。

（2）避免刺激。避免使用含有酒精、香料、化学成分的化妆品或护肤品，以免刺激皮肤。

（3）饮食调整。饮食清淡，避免食用辛辣、油腻、海鲜等食物，以免加重皮疹。

（4）药物治疗。根据皮疹的严重程度，可以在医生的指导下使用抗过敏药物、抗生素或糖皮质激素等药物进行治疗。

（5）更换靶向药物。如果皮疹严重且持续不退，可能需要暂停或更换靶向治疗药物。

总之，当前列腺癌靶向治疗出现皮疹时，应该及时就医，根据医生的建议进行治疗和调整生活方式。

3.4.17 非激素依赖性前列腺癌有什么好的治疗方案？

（1）雄激素剥夺疗法。这是一种常见的治疗方式，通过抑制睾丸中产生雄激素的过程，使得前列腺癌细胞失去生长所需的激素，从而达到治疗效果。

（2）新型内分泌治疗。如雄激素生物合成抑制剂阿比特龙和雄激素受体拮抗剂恩杂鲁胺，它们能够阻止前列腺癌细胞的生长。

（3）免疫疗法。通过增强机体免疫力，让免疫系统识别并攻击前列腺癌细胞，从而达到治疗效果。

（4）手术治疗。对于局限期前列腺癌，可以选择主动监测的策略或前列腺癌根治手术或放疗。

（5）靶向治疗。针对前列腺癌中特定的基因突变，开发新的疗法或联合疗法成为有效帮助晚期前列腺癌患者的另一种选择。

以上治疗方案常常联合使用，以期获得最佳的治疗效果。同时，由于前列腺癌的复杂性，每个患者的病情可能会有所不同，因此最好在医生的指导下制定个体化的治疗计划。

3.4.18 前列腺癌术后PSA升高了怎么办？

前列腺肿瘤术后PSA升高可能是由于前列腺癌复发或者生化复发。生化复发是指PSA水平升高，但尚未出现临床症状或影像学异常。生化复发是前列腺癌复发和转移的早期表现，也是治疗的重要时机。

（1）挽救性放疗。当患者PSA超过0.2 ng/mL，即可以开始进行该项治疗。通常认为挽救性放疗进行得越早，患者手术后5年生存率越高。而放疗剂量目前并没有统一标准，但是通常认为不应小于66Gy。

（2）挽救性放疗联合内分泌治疗。有研究表明，挽救性放疗加内分泌治疗的效果优于单纯放疗。所以对于大多数患者，如果身体能够承受，可以采用该项治疗方法，能够提高5年生存率。

（3）观察等待。有研究表明，患者在生化复发以后，从发展到转移通常需要数年时间，再进展到死亡的时间为5～10年。所以预期寿命比较短、身体比较差的患者可以观察等待。

术后定期复查PSA非常重要，因为前列腺癌患者进行根治性治疗后，有27%～53%的患者会出现PSA复发。总的来说，如果患者PSA值升高，建议及时就医，根据医生的建议进行适当的治疗。同时，保持良好的生活习惯，定期进行体检，以便及早发现并处理任何可能的健康问题。

3.4.19 前列腺癌出现骨骼疼痛时该如何治疗？

转移是前列腺癌晚期的主要表现。前列腺癌是最易发生骨转移的恶性肿瘤，超过80%的前列腺癌患者会发生骨转移。骨转移病灶可见于髂骨、椎体、肋骨、颅骨和长骨近端等，大多发生在骨骼中轴线血运丰富的部位。最常见也是最早的前列腺癌骨转移临床表现是骨骼疼痛。持续的钝痛，常常影响患者的食欲及日常的生活节奏，以致病人日渐消瘦，痛苦不堪。其次，由于骨头逐步被肿瘤细胞"吃掉"，转移的骨骼很容易发生病理性骨折。如果肿瘤细胞侵犯了病人脊柱椎体的话，那么椎体塌陷将引起脊髓受压迫的症状，这会使治疗更加棘手。

当前列腺癌患者出现骨骼疼痛时，治疗应采取综合措施，包括针对前列腺癌的系统治疗和针对骨痛的对症治疗。

（1）系统治疗

①内分泌治疗。前列腺癌的生长依赖于雄激素，因此通过抑制雄激素的产生可以减缓肿瘤的生长。常用的内分泌治疗方法包括口服抗雄激素药物如比卡鲁胺，或者通过手术切除睾丸以降低雄激素水平。

②放化疗。对于局部晚期或转移性的前列腺癌，放化疗可以缓解疼痛并控制肿瘤的生长。

③分子靶向治疗和免疫治疗。这些新兴的治疗方法针对肿瘤的特定分子或免疫标记，旨在更精确地攻击肿瘤细胞，减少对正常组织的损害。

（2）对症治疗

①止痛治疗。按照癌症疼痛的原则进行用药治疗，即三阶梯止痛治疗。对于轻度疼痛选择非甾体类抗炎药如美洛昔康、塞来昔布等；对于中度疼痛一般选择阿片类止痛药如可待因等，同时可以联合使用非甾体类抗炎药；对于重度疼痛可以选择强阿片类止痛药如吗啡缓释片、盐酸哌替啶等。

②抗骨转移治疗。双膦酸盐是多种骨转移癌的一线用药，能有效治疗骨破坏，缓解骨痛，预防和推迟骨相关疾病的发生，常作为前列腺癌骨转移综合治疗的基础用药。

③放射性核素治疗。该项治疗方法主要是利用高能量杀死癌细胞，可分为体外放射治疗和近距离放射治疗，利用外部光束辐射，通过高能量束缚作用，在前列腺癌变部位杀死癌变细胞，从而缓解局部疼痛。

④手术治疗。如果确定已经发生骨转移，在完善各项检查后，对于符合手术指征的患者可以通过手术切除病灶治疗，同时结合放化疗辅助治疗，能够杀死转移到骨质的癌细胞，从而控制疾病发展。

此外，患者还需要注意保持良好的生活习惯，如避免过度劳累、保持充足的睡眠、保持饮食均衡等。同时，定期进行病情检测和复查也是非常重要的。

3.4.20　前列腺癌患者出现排尿困难怎么办？

前列腺癌患者出现排尿困难的原因主要有两大类，第一类是前列腺癌本身的压迫所致，第二类是前列腺癌治疗引起的并发症所致。因为前列腺与尿道、膀胱是连在一起的，因此一旦前列腺癌发生，必然会对膀胱或者尿道产生压迫，患者产生排尿困难也就很正常了。前列腺癌压迫周围组织导致排尿困难主要有以下几种情况：膀胱颈部被肿瘤阻塞造成膀胱颈部病变；肿瘤压迫后尿道造成阻塞或炎症；肿瘤侵犯前尿道造成前尿道疾患。除了前列腺癌本身会造成排尿困难，前列腺癌治疗引起的并发症也会造成患者排尿困难；前列腺癌患者手术后也很容易引起暂时的排尿困难；另外，前列腺癌的放疗也会引起患者的排尿困难。

治疗方法有：

（1）药物治疗。前列腺变大就会压迫后尿道，导致排尿困难。通过对前列腺癌的治疗，可以控制肿瘤的进展，使前列腺的体积不会快速增大。

（2）冷冻治疗。冷冻治疗对于前列腺癌引起的排尿困难是可以有效地治疗的。冷冻治疗方式会通过会阴切口，显露前列腺、膀胱底部还有精囊后部，然后用冷冻探头接触肿瘤和精囊后部，对局部起到降温的效果，最后会让肿瘤细胞滑丝，从而达到消除排尿困难的效果。

（3）生物免疫治疗。前列腺癌病人在通过手术、放疗等方式治疗后，肿瘤组织细胞减少到比较微量的时候再使用生物免疫治疗的方式，能消除病人身体中残留的少量肿瘤组织，从而达到更理想的治疗效果。

（4）光疗法治疗。有研究人员根据最新的研究结果，把前列腺癌加入适合接受光动力治疗的肿瘤类型中，这是一种将药物和光结合起来应对肿瘤的新型治疗方式。

对于前列腺癌引起的排尿困难的治疗主要是通过膀胱造瘘，在耻骨上膀胱作造瘘术，再用导尿管将尿液引流到体外，这种方法可以解决患者的排尿问题，保护患者的肾功能。总的来说，前列腺癌患者出现排尿困难的情况，需要尽早就医，并根据医生的指导进行相应的治疗。同时，保持良好的心态、积极面对疾病也是非常重要的。

3.4.21 前列腺癌容易复发吗？

前列腺肿瘤的复发情况取决于许多因素，包括患者的年龄、健康状况、治疗方法以及个人生活习惯等。

一般来说，早期前列腺癌的最佳治疗方式是手术根除。根治性前列腺切除术的根本目的是完全切除肿瘤，对于大多数局限性（早期）前列腺癌和一部分局部进展性前列腺癌来说，根治手术是最有效的方法之一。然而，即使手术前判断没有转移，但实际上已经有"微转移"了。据统计，根治术后 5 年内，约有 40% 到 50% 的患者会出现生化复发（即只有 PSA 的上升，并不能找到具体的病灶）。

对于高危前列腺癌（PSA＞20 ng/mL 或 Gleason 评分≥8 分或肿瘤体积较大）及局部进展性前列腺癌来说，单一手术很难达到理想的治疗效果，需要结合进一步的治疗，例如术后辅助放疗、辅助内分泌治疗等。

此外，即使手术成功也并非就代表着病情受到完全控制，术后仍可能会有复发的情况。对于局部复发的患者，再次手术是常见的治疗方法。通过手术，可以尽可能地切除复发的肿瘤组织，降低肿瘤负荷，提高生活质量。对于无法进行再次手术或手术风险较高的患者，放射治疗可以作为一种有效的替代治疗方法。通过高能量的射线，杀死癌细胞，缓解症状，提高生活质量。对于已经扩散到其他部位的前列腺癌，可以采用化学治疗方法，通过药物杀死癌细胞，缓解症状，延长生存期。

总的来说，前列腺肿瘤的复发情况是复杂的，并且受到许多因素的影响。当患者正在经历这种情况时，最好咨询专业的医疗人员，他们可以提供最适合的治疗方案。

3.5 前列腺癌的随访和健康管理

3.5.1 前列腺癌患者日常饮食应注意什么？

（1）减少高脂肪食物的摄入。摄入过多的脂肪是导致前列腺癌发生的主要原因之一，因此前列腺癌患者应当少吃或者不吃脂肪含量高的食物。

（2）多吃豆制品。豆制品中含有的植物雌激素能够预防和缓解前列腺癌。

（3）避免食用可能致癌的食物。前列腺癌患者应当少吃或者不吃可能引起癌症的食物，比如腌制食品、熏制品和发霉食品等。

（4）少食多餐。前列腺癌患者身体特别虚弱，如果一次进食量过多，可能会增加肠道负担。少食多餐能够减轻胃肠道的负担，也有利于营养的吸收。

（5）多吃软烂的食物。这样能够保证患者对于食物营养的吸收，也能够防止患者的胃肠出现问题。

（6）多吃蔬菜和水果。前列腺癌患者可以多吃蔬菜、水果以及大豆类食物，以及多喝绿茶。

（7）避免食用加工过的肉制品，建议每周至少吃 2 次鱼。

（8）避免食用加工过的禽类制品，如果食用，建议去皮。

（9）避免食用卵磷脂替代品。自低脂乳制品、蔬菜和强化全麦燕麦或豆/坚果奶中摄入足量的钙，避免高脂奶制品和单纯补钙。

（10）适量补充钙元素和硒元素。这两种物质对于前列腺癌的防治有较大意义，可多吃一些鸡蛋、花椰菜、蘑菇、青花鱼等。

总的来说，前列腺癌患者在日常饮食中应注重营养均衡，避免食用高脂肪、高蛋白、高热量的食物，多吃新鲜蔬菜和水果，并适当运动，保持良好的心态，积极配合医生治疗。

3.5.2 前列腺癌术后对性功能有影响吗？

（1）前列腺癌与性功能的关系

想了解前列腺癌根治术对性功能的影响，就要先知道前列腺和性功能到底有什么关系。

男性性功能主要和阴茎勃起有关，阴茎勃起除了与充足的雄激素和良好的血管功能这两大基本要素有关外，还需要有完好的神经系统。如果把阴茎勃起比作一辆汽车，那雄激素就相当于汽油，如果男性睾丸分泌的雄激素不够，则相当于汽车没油，根本启动不了；良好的血管功能相当于发动机，血管不通就相当于动力不足，阴茎也难以勃起。

勃起神经是支配阴茎感觉和勃起的主要神经，紧贴前列腺两侧包膜；而前列腺癌发生在前列腺的外周带，靠近包膜。如果前列腺的病变引起勃起神经受损，就会影响勃起神经对阴茎的支配，从而导致阴茎无法勃起。无法勃起的确意味着失去了性功能，但前列腺癌早期和晚期对勃起神经的影响不能一概而论，是否会影响性功能还需要做进一步的检查才能下结论。

（2）前列腺癌治疗方法对性功能的影响

如果确诊前列腺癌，一定要做手术吗？做手术会不会对性功能有影响？如果只进行非手术治疗，病情会不会更严重，从而导致失去性功能？

其实，不同阶段的前列腺癌治疗方法也不尽相同，而不同的治疗方法对性功能的影响也不同。目前，早期前列腺癌的主要治疗方法是前列腺癌根治术，医生会根据不同的肿瘤分期选择相应的术式。前列腺癌发生在前列腺的外周带，可以采用前列腺包膜内切除术，治疗的同时保留了前列腺两侧的勃起神经，这样对性功能的影响就不大，但该术式仅用于早期前列腺癌。当然，除了手术外，前列腺癌的治疗方法还有放疗。对于早期前列腺癌，放疗也是可以根治的，且不良反应少，同时还能维持良好的性功能。需要强调的是，以上两种治疗方法必须在前列腺癌早期进行，才能达到比较好的疗效，也能最大限度地保留性功能。但对于晚期前列腺癌患者，这两种治疗方法的效果就不是很理想了。那么晚期前列腺癌患者该用什么方法治疗？治疗后是否会影响性功能？

前列腺癌在本质上是雄激素依赖性肿瘤，也就是说，如果把体内的雄激素剥夺，肿瘤细胞就会凋亡，疾病就能在一定程度上得到控制。但前面也提到，如果直接剥夺了男性体内的雄激素，阴茎是无法勃起的。这种情况下，想要治疗前列腺癌同时又保留性功能是难以做到的。因此，雄激素剥夺治疗往往仅用于晚期前列腺癌患者，或作为前列腺癌术后的辅助治疗，对于早期前列腺癌患者是不会建议使用的。正因为如此，尽早发现疾病，在前列腺癌还处于早期时选择行包膜内前列腺癌根治术或根治性前列腺癌放疗，才能在治疗的同时保留性功能。不然到了前列腺癌晚期，还想两者兼顾，基本上是不可能的。

（3）前列腺癌患者术后需要注意的事项

很多人会觉得，既然手术或放疗已经可以根治前列腺癌了，那是不是可以完全不用担心会影响性功能了？通常来说，前列腺癌早期根治后，性功能是不受影响的；但前列腺癌具有特殊性，无论是哪个阶段的前列腺癌，治疗结果如何，还是需要定期复查的。

3.5.3　前列腺癌术后可以正常锻炼和生活吗？

前列腺癌术后的恢复期因个体差异和病情不同而异，但一般来说，患者可以逐渐恢复正常的锻炼和生活。

术后的恢复期，患者需要进行积极的功能恢复锻炼，以促进勃起功能和尿控功能的恢复。这些锻炼可以包括盆底肌收缩锻炼，初始锻炼时，可能盆底肌会出现疲劳而只能维持几秒钟，这是正常现象。

在饮食方面，术后第 2 天可以开始进食流质食物，术后三天可以恢复正常饮食。如果胃肠道功能不好，术后可以等到胃肠道功能恢复以后再进食，主要标志就是肛门排气。术后不宜吃辛辣、刺激的食物。

当然，尽管术后患者可以逐渐恢复正常的锻炼和生活，但仍需定期监测血液 PSA，以指导术后的综合治疗。并且，术后的尿失禁情况也是需要注意的，尿失禁是前列腺癌根治术后最严重的并发症之一。

总的来说，前列腺癌术后恢复期中的安排需要根据患者的具体情况和医嘱来制定，患者需要积极配合医生的治疗。

3.5.4 前列腺癌需要定期复查吗？

前列腺癌的复查是非常重要的，即使已经接受了根治性治疗，也需要定期进行复查。这是因为前列腺癌的恶性程度、临床分期等因素可能会影响到患者的预后；而且即使手术可以切除前列腺局部的肿瘤细胞，但恶性肿瘤本身都具有浸润生长和远处转移的风险，有可能身体其他地方也存在非常微量的肿瘤细胞，通过现有的影像学或血液学检测也不能发现它们。

一般来说，术后首次复查在门诊进行，应在术后 2~4 周（出院后 1~3 周）为宜，主要了解手术病理情况，并沟通尿管拔除后排尿情况（有无尿失禁、漏尿等）。

术后复查项目主要包括：

（1）PSA 复查。术后首次 PSA 复查通常在术后 6 周至 3 个月进行，如 PSA 降至不可测水平（低于 0.1 ng/mL），则每 3~6 个月复查 PSA 即可，此后可逐渐降低复查频率，术后 5 年内每 6~12 个月复查一次 PSA；如术后首次 PSA 复查未降至 0.1 ng/mL 以下，需每 1~2 个月复查一次，若 3 个月内仍未降到 0.1 ng/mL 以下，需到门诊就诊决定是否做进一步检查或治疗；如果术后复查出现 PSA 逐渐升高或已超过 2 ng/mL，需到门诊就诊，咨询医生是否做进一步治疗。

（2）直肠指诊。术后每年应行直肠指诊复查，如术后持续 PSA 处于不可测水平（低于 0.1 ng/mL），也可不做这项复查。

（3）腹盆腔超声。术后首次复查需进行腹盆腔超声检查，了解有无腹盆腔积液等情况。

（4）骨扫描、胸部及腹盆 CT。如出现术后 PSA 升高或骨痛症状，应尽早复查骨扫描、胸部及腹盆CT，了解有无远处转移。

此外，约三分之一到半数的患者术后可能需要进一步的辅助治疗，包括辅助放疗、内分泌治疗等。

总的来说，前列腺癌的复查是非常重要的，可以帮助医生及时发现并处理任何可能的复发或转移情况，提高患者的生活质量和预后。

3.5.5 前列腺癌术后如何进行盆底功能锻炼？

前列腺癌根治术后，盆底功能的恢复非常重要，因为它能防止尿失禁等并发症的出现。盆底肌肉功能恢复练习是一种常用的锻炼方式，其目的是加强盆底肌肉的张力，有助于其功能的恢复。以下是盆底肌肉功能恢复练习的步骤：

（1）识别盆底肌肉。收缩肛门（类似于中断排尿或者抑制肛门排气的过程），想象中断排尿时的感觉。避免收缩腹部、臀部或者腿的肌肉。练习过程中用手摸腹部，如果感觉腹肌紧张，那么就是动作方法不对。

（2）进行练习。站立、坐立或躺卧时，用力收缩肛门，保持2～3秒，然后放松2～3秒。在练习过程中不要屏住呼吸，保持正常呼吸即可。每次练习10组，每天至少3次。拔除导尿管后的第2周，将缩肛的时间增加至4秒。拔除导尿管后的第3周及以后，将缩肛的时间增加至5～10秒。患者将感觉到自己对于尿流的控制能力有所改善。通常来说，早晨进行练习效果较好。

（3）选择合适的姿势。运用不同姿势（站立、坐位或者躺位）进行练习，找出最容易做的姿势，并持续加以训练。盆底肌肉锻炼的关键是正确的方法和持之以恒。

（4）持续训练。盆底肌训练简单、易行、有效，适用于各种类型的压力性尿失禁。停止训练后，疗效的持续时间尚不明确。目前尚无统一的训练方法，共识是必须使盆底肌达到相当的训练量才可能有效，可参照如下方法实施：持续收缩盆底肌2～6秒，松弛休息2～6秒，如此反复10～15次为一组，每天训练3～8组，持续8周以上或更长。

3.5.6 前列腺癌患者可以进补吗？

前列腺癌是一种常见的恶性肿瘤，对患者的身体和心理都有很大的影响。为了促进康复，许多患者会选择进行饮食调理，其中进补是一种常见的选择。

然而，需要注意的是，前列腺癌患者的饮食应该以清淡、易消化、营养均衡为主，避免过度进补和食用过度油腻的食物，否则可能会增加患者的胃肠道负担，影响消化吸收，甚至可能加重病情。

因此，前列腺癌患者可以适当进补，但需要注意以下几点：

（1）饮食要清淡、易消化，避免过度油腻和刺激性食物。

（2）多吃富含蛋白质、维生素和矿物质的食物，如瘦肉、鱼、蛋、奶、豆类、新鲜蔬菜和水果等。

（3）避免过度进补，不要盲目追求高营养、高蛋白的食物，以免对身体造成负担。

（4）在医生的指导下进行饮食调理，根据病情和身体状况制定合理的饮食计划。

总之，前列腺癌患者可以适当进补，但需要注意饮食清淡、易消化、营养均衡，避免过度油腻和刺激性食物。在医生的指导下进行饮食调理，以促进康复。

3.5.7 如何对前列腺癌患者进行心理疏导？

对肿瘤病人进行心理疏导是治疗中非常重要的一部分，它可以帮助患者减轻压力，改善情绪，增强对治疗的信心，甚至可能影响到治疗的效果。据研究显示，抑郁状态的肿瘤病人死亡率比心情舒畅的患者高22%。因此，对肿瘤病人进行心理疏导，可以帮助他们更好地面对疾病，提高生活质量。医生可以通过以下方式为患者提供心理疏导：

（1）建立信任关系。首先，与患者建立信任关系是至关重要的。让他们感到心理疏导医生是值得信赖的人，可以提供他们所需的支持和信息。

（2）提供信息和教育。向患者提供有关前列腺癌的信息和教育，包括诊断、治疗、康复等方面的知识。这有助于减少他们的恐惧和不确定性，并增强他们对治疗的信心。

（3）倾听和理解。倾听患者的担忧、恐惧和问题，并给予理解。尊重他们的感受，并确保他们知道他们的意见和感受受到重视。

（4）鼓励积极心态。鼓励患者保持积极的心态，让他们知道心态对康复的重要性。提供心理支持和指导，帮助他们应对压力、焦虑和抑郁等情绪问题。

（5）提供社会支持。鼓励患者与家人、朋友和其他支持系统保持联系，并提醒他们寻求专业心理咨询或支持小组的帮助。这有助于减轻孤独感，并提供情感上的支持。

（6）鼓励康复活动。鼓励患者参与康复活动，如身体锻炼、放松技巧、营养饮食等。这些活动有助于提高他们的身体和心理状态，促进康复。

（7）定期评估和调整。定期评估患者的心理状态，并根据需要调整心理指导策略。这有助于确保他们得到适当的支持和帮助，并保持积极的心态。

总之，对前列腺癌患者进行心理疏导需要耐心、理解和关爱。通过提供信息、支持、鼓励积极心态和社会支持，可以帮助他们应对诊断和治疗过程中可能出现的心理问题，促进康复。

4

睾丸肿瘤

4.1 认识睾丸

4.1.1 什么是睾丸？睾丸的位置在哪？睾丸的作用是什么？

睾丸是男性生殖系统的重要组成部分，是男性的性腺，也是生产和储存精子的主要器官之一。睾丸位于阴囊内，通常左侧睾丸稍低于右侧。睾丸在胎儿期形成后逐渐下降至阴囊，如未降至正常位置，则称为睾丸下降不全，俗称隐睾。

睾丸具有两个主要作用：

（1）生成精子。睾丸中的生精小管能够产生精子。精子是受精过程中必不可少的含有遗传信息的细胞，精子和卵子结合形成新生命。

（2）分泌雄激素。睾丸间质细胞分泌雄激素，例如睾酮，这些激素在男性身体发育、维持健康和保持性欲等方面发挥着重要作用。

4.1.2 睾丸的解剖和生理特点是什么？

（1）睾丸的解剖特点

①位置：睾丸位于男性阴囊内，左右侧阴囊各有一个睾丸。睾丸与附睾、精索相连。

②外形和大小：睾丸呈卵圆形，表面光滑，长约3~5厘米。

③结构：睾丸由鞘膜脏层包裹，鞘膜深层为白膜，白膜于睾丸内形成纵隔，纵隔将睾丸实质分成许多睾丸小叶，睾丸小叶由数条生精小管组成，生精小管间有睾丸间质细胞，其主要功能是产生雄激素。

（2）睾丸的生理特点

①产生精子。睾丸的主要功能是产生精子。在睾丸小叶中存在产生精子的原始生殖细胞，称为精原细胞，精原细胞可分化为初级精母细胞，初级精母细胞再分化为次级精母细胞，次级精母细胞形成精子细胞，最终形成精子。

②分泌激素。睾丸间质细胞分泌雄激素，主要是睾酮。这些激素在男性身体发育、性欲和性特征维持等方面具有重要作用。

③调节生理。睾丸受到复杂的神经、内分泌和免疫调节的影响，以维持睾丸的正常生理功能，其生理功能主要是通过下丘脑—垂体—睾丸轴途径进行调控。

4.1.3　睾丸与附睾是什么关系？

睾丸与附睾是男性生殖系统中两个不同的器官。睾丸是产生精子的器官，而附睾在精子的储存和射精过程中发挥协同作用。它们在解剖和功能上的关系如下：

（1）解剖关系：附睾由睾丸网发出的输出管形成，呈半月形紧贴睾丸后缘和上方，分为附睾头、体、尾部。附睾头部稍膨大，附睾尾部与输精管连接。附睾炎及附睾结核常从附睾尾部开始，然后蔓延至附睾体、附睾头，甚至整个附睾及睾丸。

（2）功能关系：睾丸产生精子，附睾储存精子并促进精子成熟，为射精做准备。射精时，附睾中成熟的精子进入输精管，然后通过附睾和其他生殖道组织共同作用输送至尿道，最终被排出体外。

4.2 认识睾丸肿瘤

4.2.1　什么是睾丸肿瘤？

睾丸肿瘤是指发生于男性睾丸的肿瘤。睾丸肿瘤临床少见，好发于中青年。睾丸肿瘤绝大多数是恶性，包括癌和肉瘤，少部分为良性；多为原发肿瘤，少数为继发肿瘤；绝大多数为单侧发病，极少部分为双侧发病。目前，导致睾丸肿瘤的病因尚未完全阐明清楚，其中隐睾是一个重要的影响因素，早期隐睾手术可能有助于减少睾丸癌的发生。睾丸肿瘤病理类型较为复杂，大部分是生殖细胞肿瘤。

睾丸肿瘤可以根据其组织类型分为以下几类：

（1）原发性睾丸肿瘤。即肿瘤始发于睾丸组织。

（2）继发性睾丸肿瘤。指的是起源于身体其他部位的肿瘤转移到睾丸，又称为睾丸的转移性肿瘤。

（3）睾丸生殖细胞肿瘤。这是最常见的睾丸肿瘤类型，包括睾丸癌的各个亚型，如生殖细胞瘤、卵黄囊瘤、胚胎癌、绒毛膜癌和混合性生殖细胞瘤等。

（4）非生殖细胞肿瘤。这些肿瘤起源于睾丸的非生殖细胞组织，如睾丸间质瘤。

4.2.2　睾丸肿瘤的分类有哪些？

睾丸肿瘤根据病理类型可以分为两大类，即生殖细胞肿瘤和非生殖细胞肿瘤。

（1）生殖细胞肿瘤

生殖细胞肿瘤约占睾丸肿瘤的95%，常见于青壮年男性，包括以下类型：

①生精细胞肿瘤。如精原细胞瘤，是最常见的睾丸肿瘤，通常具有高度恶性潜能。此肿瘤显著的特点是对放疗、化疗敏感，故对此肿瘤通常采用综合疗法，包括手术、放化疗等。

②非生精细胞肿瘤。如睾丸胚胎癌、恶性畸胎瘤、绒毛膜癌及卵黄囊瘤等。

（2）非生殖细胞肿瘤

顾名思义，这些肿瘤起源于睾丸非生殖细胞，约占睾丸肿瘤的5%，临床罕见，包括间质细胞肿瘤、支持细胞肿瘤等。

4.2.3　什么是继发性睾丸肿瘤？

继发性睾丸肿瘤是指身体其他部位出现的原发性肿瘤，通过血液或淋巴管转移至睾丸形成的恶性肿瘤。大多数情况下，是其他器官恶性肿瘤的转移，例如肺癌、胃癌、肾癌等。部分患者也可能由于全身转移或脊髓灰质炎等疾病引起免疫失调，促使异常细胞增生转化为肿瘤细胞。

该病常见于40岁以上男性人群，临床症状与原发性睾丸肿瘤类似，表现为睾丸肿大、硬化和疼痛等症状，双侧睾丸往往同时出现。诊断主要基于患者病史、临床表现及影像学检查等，有时需要进行睾丸活检确诊。治疗方式主要包括手术切除和化疗等，具体治疗策略取决于原发病的类型、转移情况以及患者的一般情况。值得注意的是，早期发现和早期治疗对于防止继发性睾丸肿瘤扩散和提高治愈率尤为重要。

4.2.4　原发性和继发性睾丸肿瘤有什么区别？

原发性和继发性睾丸肿瘤主要具有以下区别：

（1）起源不同。原发性睾丸肿瘤是指肿瘤起源于睾丸组织、细胞；而继发性睾丸瘤是指其他器官的恶性肿瘤转移到睾丸形成的肿瘤。

（2）发病机制不同。原发性睾丸肿瘤通常是由睾丸内细胞突变或异常增殖所致；而继发性睾丸肿瘤是原发肿瘤的恶性细胞通过血液或淋巴途径转移到睾丸，例如睾丸淋巴瘤，多为其他部位淋巴瘤侵犯睾丸所致。

（3）发病特点不同。原发性睾丸肿瘤常见于中青年男性；而继发性睾丸肿瘤多发生于年龄较大的男性，通常与原发癌症的病史相关。

（4）转移方式不同。原发性睾丸肿瘤可通过血液或淋巴结转移至远处；继发性睾丸肿瘤通常是其他部位恶性肿瘤通过血液循环或淋巴途径转移至睾丸。

4.2.5 睾丸癌和睾丸肉瘤是同一种肿瘤吗？如何治疗？

睾丸癌和睾丸肉瘤是两种不同的疾病。睾丸癌是指睾丸组织内的细胞生长不良而引起的肿瘤，包括精原细胞肿瘤和非精原细胞肿瘤。睾丸肉瘤是一种恶性肿瘤，其起源于睾丸组织中的成纤维细胞、平滑肌细胞和血管内皮细胞等，是一种罕见的睾丸恶性肿瘤亚型，约占男性睾丸恶性肿瘤的 1%。

在治疗方面，睾丸癌和睾丸肉瘤也有所区别。手术切除是睾丸癌的主要治疗方式，再辅以术后辅助化疗和放疗以避免转移或复发。睾丸肉瘤多数需要联合使用化、放疗，以提高治疗效果，并降低复发率和死亡率。

4.2.6 睾丸癌容易转移吗？

睾丸癌可能会向其他部位转移，但并非所有睾丸癌患者均会经历这一过程，是否转移受多种因素影响，包括肿瘤的类型、分级、病理特征以及患者的个体情况等。早期睾丸癌发生转移的风险相对较低；晚期睾丸癌或高级别（更严重的）肿瘤可能会增加远处转移的风险。睾丸癌常见的转移部位包括淋巴结、肺、肝脏、骨骼和腹腔等。

4.2.7 睾丸肿瘤有哪些典型临床表现？

睾丸肿瘤的典型临床表现包括：

（1）睾丸肿块。睾丸肿瘤最常见的症状是睾丸肿块，体检感觉睾丸沉重、质硬，多为单发。

（2）疼痛不适。睾丸肿瘤可能引起睾丸疼痛、坠胀感或不适，呈阵发性或持续性存在。部分患者无睾丸疼痛不适感。

（3）乳房发育。某些睾丸肿瘤会导致雄激素水平的改变，进而引起乳房发育（乳房增大或乳房增生）。

（4）远处转移的相关表现，如咳嗽、呼吸困难、肿块、骨痛、下肢水肿等。

4.2.8 睾丸肿瘤会出现睾丸肿块吗？

睾丸肿瘤通常会出现睾丸肿块。睾丸肿块是睾丸肿瘤最常见的症状之一，睾丸位置表浅，出现肿块时易于发现，常表现为睾丸表面可触及球形或椭球形肿块，表面相对光滑，质地硬，触之有沉重感，有时与附睾界限不清，较小的肿块通过医学检查才能发现。睾丸肿瘤表现为睾丸坠胀感或疼痛不适，有时并无症状，而在体检中发现。需要注意的是，睾丸肿瘤并非引起睾丸肿块的唯一原因，其他睾丸问题，例如囊肿、炎症、扭转、结核等，也可能出现睾丸肿块。超声检查简单、实用、廉价，可作为睾丸肿瘤的首选检查手段，能够明确睾丸肿瘤的位置、大小、范围及血流信号等特征，同时可与其他原因导致的睾丸肿块进行鉴别。

4.2.9 睾丸肿瘤为什么通常只出现在单侧？

绝大多数睾丸肿瘤为睾丸的生殖细胞发生恶变所致，称为原发性睾丸肿瘤。常为单侧发病，即一侧睾丸发生肿瘤，而另一侧睾丸没有肿瘤。这是因为肿瘤发生往往是在单个生殖细胞中开始，然后在同侧逐渐增长。某些睾丸肿瘤与特定的遗传变异有关，环境和外部因素也可能影响睾丸肿瘤在单侧发生。例如，在胚胎发育过程中出现异常，可能会导致一侧睾丸更容易发生肿瘤。双侧睾丸肿瘤多为继发性睾丸肿瘤，例如睾丸继发性淋巴瘤，双侧睾丸均可发病，甚至同时患病。

4.2.10 单侧睾丸肿瘤会影响对侧功能吗？

一侧睾丸肿瘤对对侧睾丸功能的影响因人而异。睾丸是男性生殖系统的一部分，每侧睾丸都有自己的生殖细胞，负责产生精子。一般双侧睾丸功能正常的情况下，即使一侧睾丸存在肿瘤或手术切除，另一侧睾丸仍然可以产生精子，并维持正常的睾丸功能和性激素水平。因此一侧睾丸出现异常的生殖细胞增生，可能不会对对侧睾丸的生殖细胞产生影响。但在某些特殊情况下，如睾丸肿瘤导致的营养不良和免疫性因素，

4 睾丸肿瘤

睾丸肿瘤分泌过多的雄激素、雌激素及人绒毛膜促性腺激素，或睾丸本身存在病变或血流受到影响，一侧睾丸肿瘤可能会影响对侧睾丸功能。另外，某些睾丸肿瘤需要手术、放疗及化疗，这可能会影响生育，因为放、化疗会损伤睾丸，破坏生精功能。为了保存睾丸肿瘤患者的生育力，可在放、化疗之前取精，进行精液冷冻保存处理。目前，对于青春期前睾丸肿瘤患儿，如何有效保存其生育能力是一项亟待解决的难题。

4.2.11 睾丸肿瘤会影响性功能、生育功能吗？

睾丸肿瘤可能会对男性的性功能和生育功能产生影响，其影响程度主要取决于睾丸肿瘤的类型、分级、治疗方式和个体差异等因素。早期睾丸肿瘤可能通过影响内分泌功能、精子质量和数量等途径对生育功能产生潜在的影响。当睾丸肿瘤进展到晚期或者转移至其他部位时可能会对性功能和生育功能产生更为明显的影响。睾丸肿瘤可能产生的影响包括：

（1）性欲降低。睾丸是男性体内雄激素的主要生产场所，睾丸肿瘤可能破坏或影响睾丸正常的内分泌功能，进而导致男性性欲减退。

（2）精子数量和质量降低。睾丸肿瘤及其治疗方式可能会影响睾丸的精子生成功能。手术、化疗和放疗等治疗方式可能会损伤睾丸功能，进而影响精子数量和质量，尤其是联合放化疗，影响程度更加明显，这些影响可能是暂时的也可能是持久的。

（3）生育能力降低。如果睾丸肿瘤的治疗手段严重影响睾丸功能，可能会损害患者的生育能力，所以，在放、化疗之前进行精液冷冻保存处理显得尤为重要。

4.2.12 睾丸癌的发生与遗传有关吗？会遗传吗？

睾丸癌的发生与遗传有一定的关联，但不是所有睾丸癌都与遗传有关。遗传因素可能增加患睾丸癌的个体风险，但并不意味着一定会遗传给后代。大多数睾丸癌患者发病并未受到遗传相关因素的影响，其发生主要是由于随机的基因突变或环境因素导致。所以说，绝大多数睾丸癌是散发性或原发性的，而不是遗传性的。

与睾丸癌遗传相关的因素主要包括：

（1）家族病史。亲属（如父亲、兄弟）患睾丸癌，则其患睾丸癌的风险相对较高。大约10%的睾丸癌患者存在家族病史。但即使存在睾丸癌家族病史，也并不意味着家族成员一定会患睾丸癌，只是发病风险会相应增加。

(2) 基因变异。一些基因变异与睾丸癌的发生有关。BRCA1 和 BRCA2 基因突变通常与乳腺癌和卵巢癌有关，但也会增加睾丸癌的发病风险。还有一些基因，如 KIT、KRAS、NRAS 和 p53 等，其突变也与睾丸癌发病有关。这些基因变异通常以家族遗传的方式进行传递，但不是每个携带突变基因的人都会发生睾丸癌。

(3) 染色体异常。某些染色体异常，如先天性曲细精管发育不全综合征（多出一条 X 染色体）、唐氏综合征（多出一条 21 号染色体），也会增加睾丸癌的发生风险。

4.2.13 什么是隐睾？它有什么危害？

隐睾，也称睾丸下降不全，是指睾丸没有完全下降到阴囊中，其可能停留在腹腔、腹股沟或其他位置。隐睾多见于单侧，也可双侧发病。正常情况下，睾丸在胚胎期会逐步从腹腔穿过腹股沟区域降到阴囊。

隐睾的危害主要包括以下几个方面：

(1) 不育风险增加。隐睾可能导致睾丸功能异常，影响精子的生产和质量。腹腔或腹股沟区睾丸温度高于阴囊中的温度，会导致生精细胞变性和睾丸萎缩、纤维化。研究认为，早期行睾丸下降固定手术对患者的生育功能能够产生积极的保护作用。

(2) 睾丸癌风险增加。未经治疗的隐睾患者患睾丸癌的风险可能是正常人群的数倍；即使接受手术治疗，术后发生睾丸癌的风险也仍较正常人高，所以隐睾患者术后随访非常重要。

(3) 精索扭转的风险增加。未下降的睾丸较正常位置睾丸更容易发生扭转，导致睾丸缺血，引起疼痛。

(4) 疝气的风险增加。隐睾将增加腹股沟疝发生的风险。

4.2.14 为什么隐睾容易导致睾丸癌？

(1) 发育异常。隐睾通常是一种先天性异常，可能与睾丸发育不良有关。这种发育异常本身就可能增加发生睾丸癌的风险。

(2) 内分泌功能异常。睾丸是体内产生雄激素的主要腺体之一，对睾丸细胞的增殖和分化至关重要。在睾丸未完全下降的情况下，其可能受到异常的内分泌功能的影响，从而增加睾丸肿瘤发生风险。

(3) 难以观察。正常睾丸位于阴囊内，患者比较容易发现睾丸肿块。隐睾不在正常位置，即使发生恶变，可能也无明显的症状或体征，早期诊断常较困难，所以隐睾发生恶变多在肿瘤较晚阶段才被发现。

4.2.15　睾丸癌有哪些常见的病理类型？

睾丸癌主要包括以下常见的病理类型：

（1）生殖细胞肿瘤，它是最常见的睾丸癌类型，起源于睾丸的生殖细胞，包括精原细胞瘤和非精原细胞瘤。

①精原细胞瘤，它是最常见的生殖细胞肿瘤类型，占睾丸肿瘤的大多数。可以分为不同的亚型，如纯性精原细胞瘤、混合性精原细胞瘤等。

②非精原细胞瘤，包括胚胎癌、绒癌、卵黄囊肿瘤和胚胎绒癌。这些类型的肿瘤可能与胚胎发育相关。

（2）非生殖细胞肿瘤，它起源于睾丸的非生殖细胞，通常是间质细胞、淋巴细胞或上皮细胞。

①间质细胞肿瘤，包括间质细胞瘤、睾丸间质细胞瘤和脂肪瘤。

②混合性肿瘤，包含多种类型的细胞肿瘤，如生殖细胞肿瘤和非生殖细胞肿瘤。

4.3

睾丸肿瘤的诊断

4.3.1　体检时应注意哪些事项？怎样提前发现睾丸癌？

体检中，要注意睾丸的大小、质地，明确睾丸有无肿块、压痛。睾丸检查中常采用超声检查来观察睾丸的大小、形态、回声、血流及有无占位等影像学特征。进行睾丸检查，有可能早期发现睾丸癌，提高治疗成功率。如何早期发现睾丸癌，可采取如下措施：

（1）定期自我检查。每个月定期检查自己的睾丸，主要检查有无肿块、硬块、肿胀或不规则形状等情况，同时检查睾丸周围的皮肤、组织有无异常变化。如果存在异常，应及时咨询医生。

(2) 定期体检。医生在对患者进行体检时会常规检查睾丸，主要检查睾丸是否存在异常肿块或硬块。如果医生发现睾丸存在异常情况，会进一步安排检查，比如超声或血液学检查等。

(3) 增强自我意识。提高对睾丸癌的认识和保证常规体检，可以早期发现睾丸癌。一旦发现任何睾丸异常情况，应该及时就诊。另外，还需要了解自己的家族疾病史。

(4) 早预防早治疗。通过定期进行自我检查、体检以及保持健康的生活方式，可以降低睾丸癌的发生风险。确诊睾丸癌后，及时治疗可以提高治愈率。

4.3.2 诊断睾丸肿瘤的血清标志物有哪些？

特定的血清标志物可用于诊断睾丸肿瘤，还可用于分期、判断预后及术后随访。血清标志物并不具备绝对的诊断意义，确诊睾丸肿瘤应综合考虑临床症状、体检、影像学检查以及其他辅助检查如睾丸组织活检等的结果。目前，临床常用的血清标记物包括甲胎蛋白、胎盘碱性磷酸酶、乳酸脱氢酶及人绒毛膜促性腺激素等。

(1) 甲胎蛋白。它是一种胚胎发育时期产生的单链糖蛋白，在某些睾丸肿瘤如胚胎型细胞瘤或非胚胎型生殖细胞瘤中常提示升高。临床半数畸胎瘤、半数以上胚胎癌及睾丸非精原细胞瘤、几乎所有睾丸卵黄囊瘤患者甲胎蛋白升高，而纯精原细胞瘤和绒毛膜癌患者往往甲胎蛋白正常。

(2) 胎盘碱性磷酸酶。它是一种酶，主要与绒毛膜癌相关。其在某些睾丸肿瘤如绒毛膜癌中常明显升高，在部分晚期精原细胞瘤和非精原细胞瘤中也可能升高。

(3) 乳酸脱氢酶。它是一种临床常用的检查指标，含有多种同工酶，是涉及糖酵解及糖异生的重要氧化还原酶。乳酸脱氢酶正常存在于多种人体组织、脏器中。在病理状态下，乳酸脱氢酶升高可见于组织脏器缺血缺氧、肝病及某些肿瘤。部分睾丸肿瘤也可出现乳酸脱氢酶升高。

(4) 人绒毛膜促性腺激素。它是一种多链糖蛋白，正常情况下由胚胎组织产生，在某些睾丸肿瘤患者也可能升高。例如它在几乎所有的睾丸绒毛膜癌患者中均升高，在将近半数睾丸胚胎癌患者中也会升高。

4.3.3 睾丸肿瘤诊断需要哪些影像学检查？

睾丸肿瘤的诊断通常需要进行影像学检查来评估肿瘤的性质、大小和扩散情况，

并结合临床症状和其他检查结果,以制定最佳的诊断和治疗方案。常用的影像学检查方法包括:

(1)超声检查。超声检查是将超声探头放在睾丸上方进行多切面观察。超声检查方便、实用、经济、实惠,是评估睾丸肿瘤最常用的影像学方法,可以观察睾丸肿瘤的大小、形状、质地、是否囊性变及其与附睾的关系等,同时可以观察区域或远处淋巴结、远处脏器是否存在转移。超声检查不仅可用于术前诊断,还可用于术后随访。

(2)MRI。MRI是一种高级的影像学技术,对身体无射线危害,评估睾丸肿瘤时能提供更详细的信息。MRI可以提供关于肿瘤的大小、形状、结构、浸润程度及其与周围组织的关系等信息,还可以用于评估淋巴结及远处脏器转移情况。

(3)CT扫描。这是通过多个断面图像来评估睾丸肿瘤的影像学方法。它可以提供肿瘤的大小、形状、淋巴结是否肿大及是否存在远处转移等信息。增强CT检查能够提供更加详细的诊断信息。

(4)淋巴结显像。淋巴结显像技术如淋巴结超声和淋巴显像扫描,有助于评估睾丸肿瘤分期和淋巴结转移情况。

(5)PET-CT。PET-CT是将PET与CT融合,一次显像能够获得全身多方位的断层图像,能够早期发现全身病灶,具有灵敏、准确及定位精准等优点,但检查价格较昂贵。

(6)X线检查。X线可用于睾丸癌肺转移筛查。

4.3.4 确诊睾丸肿瘤需要穿刺活检吗?

对于某些睾丸肿瘤患者,选择性进行睾丸穿刺活检,能够明确疾病,有利于疾病治疗。尤其是晚期、不能耐受手术或双侧睾丸肿瘤患者,穿刺活检获取病理,能够帮助医生制定最佳的治疗方案。操作前,消毒阴囊皮肤,采用超声引导定位,精准穿刺睾丸肿瘤,留取肿瘤标本进行病理诊断,可以明确肿瘤类型(如生殖细胞瘤、绒癌等)及恶性程度等。大多数情况下,临床怀疑睾丸肿块为恶性肿瘤时,医生通常选择手术而非睾丸穿刺活检,主要是考虑到:睾丸肿瘤绝大多数为恶性肿瘤,一旦睾丸肿瘤穿刺活检病理为恶性,穿刺活检可能导致医源性肿瘤种植、转移,增加复发风险。

4.3.5 为什么说睾丸肿瘤的病理诊断具有一定的挑战性?

睾丸是一个复杂的产精器官,具有不同发育阶段的生精细胞和非生殖细胞。睾丸发生肿瘤，其肿瘤类型和组织学类型存在多样性和复杂性，可能为单一组织学类型，也可能为混合性组织学类型，因此睾丸肿瘤的病理诊断具有一定的挑战性，有时需要结合临床表现和影像学检查结果来进行细致评估。

（1）视觉相似性。睾丸不同类型肿瘤的组织学特征类似，病理学家需要细致检查才能确定睾丸肿瘤的病理类型。

（2）异质性。睾丸肿瘤在不同区域的形态与组织学特征可能存在差异，因此需要进行仔细、全面的病理学检查。

（3）外科手术影响。有时外科手术会挤压、破坏肿瘤组织，影响病理诊断。

（4）疤痕组织和变异。已接受化疗或放疗的睾丸肿瘤患者，其睾丸组织中可能未发现肿瘤细胞或出现不同类型的肿瘤细胞，使得睾丸肿瘤的病理诊断具有更大的挑战性。所以应在放、化疗之前进行睾丸肿瘤穿刺活检，以获得病理结果。

基于以上因素，在进行睾丸肿瘤病理诊断时，需要病理学家仔细评估，必要时使用免疫组化技术来进一步识别和确定肿瘤类型。

4.4 睾丸肿瘤的治疗

4.4.1 睾丸癌手术中为什么通常需要切除睾丸？能否保留？

睾丸癌肿瘤可能会进展、扩散和转移，睾丸癌患者应选择根治性睾丸切除术，切除受到肿瘤侵袭的睾丸及其周围筋膜、精索，其目的在于：

（1）彻底切除肿瘤。完整切除睾丸及其周围筋膜、精索可以彻底去除肿瘤，降低复发风险。

（2）阻断恶性细胞扩散。睾丸癌的肿瘤细胞具有快速扩散的倾向，可以通过血液或淋巴系统扩散到其他部位。完整切除睾丸，可以阻断癌细胞的进一步扩散。

（3）病理学评估。完整切除睾丸可以提供全部睾丸标本，供病理学家进行详细的病理学评估，确定肿瘤的类型、分级和其他重要信息。

对于保留睾丸手术，必须由患者及其家属与医生进行充分讨论、沟通后谨慎做出选择，因为保留睾丸手术在控制肿瘤方面存在风险。以下情况可能会考虑保留睾丸：

（1）单侧睾丸肿瘤早期，肿瘤体积较小，无远处转移。

（2）具有强烈的生育需求且尚未完成生育的患者。

（3）孤立睾丸肿瘤或双侧睾丸肿瘤患者。

4.4.2　为什么要先做睾丸切除术，再决定后续治疗？

对大多数睾丸癌患者而言，首先进行根治性睾丸切除术，然后再进一步确定是否需要进行后续治疗，其原因与以下因素有关：

（1）切除肿瘤。切除受肿瘤侵犯的睾丸，可以去除肿瘤，有助于降低肿瘤残留和复发的风险，提高治疗成功率。

（2）明确诊断。通过根治性睾丸切除术获取睾丸肿瘤组织标本，进行病理学分析以确诊其是否为睾丸癌，并确定肿瘤的类型、分级和其他特征。

（3）评估病情。医生可以根据肿瘤的病理学特征评估其恶性程度和扩散风险。特别是某些肿瘤具有较高的复发和转移风险，例如精原细胞瘤和非精原细胞瘤在确诊时均可能存在亚临床转移。

（4）选择适当的治疗策略。目前，睾丸癌的治疗提倡综合治疗。根治性睾丸切除只是综合治疗的第一步，根据病理结果，还需要进一步的治疗。睾丸精原细胞瘤对化疗、放疗相当敏感，根治性睾丸切除术后需行辅助性化疗、放疗，以期提高患者远期存活率，甚至达到治愈可能。对于睾丸非精原细胞瘤患者而言，睾丸切除术后可能还需行腹膜后淋巴结清扫术，然后再行辅助性化疗等治疗，以此减少肿瘤复发或控制肿瘤进展。

4.4.3　睾丸癌术后会复发吗？

任何恶性肿瘤术后均可能复发，包括睾丸癌。睾丸癌的复发风险因患者的个体差异和具体病情而异。大多数情况下，根治性睾丸切除术可以有效治愈早期睾丸癌，但仍有部分患者可能会出现复发，因为早期睾丸癌也可能存在亚临床转移病灶。对于临床分期较晚的睾丸癌，即使行根治性睾丸切除术，术后仍然具有较高的复发风险。术后医生通常建议定期随访和监测，以便早发现可能的复发。导致肿瘤复发的风险因素包括：

（1）病理学特征。不同类型和分级的睾丸癌对治疗的反应和复发的风险存在差异。

（2）淋巴结受累。睾丸癌扩散到区域淋巴结，大量淋巴结阳性提示具有较高的复发风险。

（3）血清肿瘤标志物。研究认为，血清肿瘤标志物在睾丸癌的诊断、分类中具有重要作用，同时也可用于术后随访。如果术后血清肿瘤标志物进行性升高，提示患者疾病进展。

4.4.4　睾丸癌术后一定需要放化疗吗？

睾丸癌术后是否需要进行放化疗，通常取决于患者的个体情况和病理结果。一般来说，睾丸精原细胞瘤和非精原细胞瘤的治疗常采用综合疗法，包括手术、放疗及化疗等。研究认为，即使是早期精原细胞瘤、早期非精原细胞瘤也可能存在亚临床转移病灶，如果单纯接受根治性睾丸切除术，术后存在较高的复发风险。早期精原细胞瘤术后可以进行辅助性放、化疗。晚期精原细胞瘤及非精原细胞瘤术后需要进行化疗。具有高级别睾丸癌（如3级或4级）、淋巴结侵犯、肿瘤未完全切除或血液肿瘤标志物持续高水平等风险因素的患者，可能更需要进行化疗或放疗等后续治疗。另外，如果睾丸癌出现远处转移，则需要进行全面的综合治疗。

4.4.5　精原细胞瘤可以根治吗？

精原细胞瘤是一种发源于睾丸的恶性肿瘤，由原始生殖细胞发展而来。早期（Ⅰ期）的睾丸精原细胞瘤，可以通过综合治疗来实现根治的目标，即完全控制和消除肿瘤，治愈率接近100%；Ⅱ期（Ⅱ$_a$、Ⅱ$_b$）睾丸精原细胞瘤的治疗以放疗为主；而对于晚期睾丸精原细胞瘤，治疗方案以化疗为主。

对于早期睾丸精原细胞瘤，根治性睾丸切除手术是首选治疗方式，即去除患病的睾丸。由于精原细胞瘤对放、化疗高度敏感，手术后，根据分期和病理学结果，可能需要补充化疗或放疗以预防或控制任何可能残留的癌细胞。如果存在危险因素（如淋巴结转移、高分级或高水平肿瘤标志物等），建议行辅助性化疗或放疗，以进一步降低复发的风险。

4.4.6 精原细胞瘤常见的化疗方案有哪些？

精原细胞瘤的常见化疗方案包括 BEP 方案和 EP 方案。这两种方案均由多种化疗药物组合而成，每种药物对恶性肿瘤细胞具有不同的作用机制，联合使用可以提高治疗效果。

(1) BEP 方案。它是博来霉素、依托泊苷 (Etoposide)、卡铂 (Platinum) 三种化疗药物的组合，通常每 21 天输注一次为一个疗程。BEP 方案治疗精原细胞瘤的优点是临床反应和总生存率较高，与其他治疗药物相比，药物副作用较低，安全性高。

(2) EP 方案。即依托泊苷和顺铂的组合，也是常见的标准化疗方案之一。EP 方案相比 BEP 方案副作用较小、细胞毒性较小，所以，EP 方案是一种常见的替代方案，患者相对更安全，尤其适用于不能耐受 BEP 方案中卡铂的患者。

此外，睾丸精原细胞瘤的化疗方案还包括 TIP 方案（紫杉醇、异环磷酰胺、顺铂）等多种。化疗方案中的具体药物和剂量可能会因患者个体差异和病情而调整，制定个体化治疗方案。治疗期间需要及时处理化疗的副作用，如恶心、呕吐、脱发、免疫系统抑制等。

4.4.7 睾丸癌可以进行放疗吗？

放疗已广泛应用于治疗恶性肿瘤。放疗通过破坏肿瘤细胞 DNA 以抑制其生长和分裂，其疗效取决于放射敏感性，不同组织器官、肿瘤组织受到放射线照射后会出现不同的变化反应。放疗包括外部放疗和内部放疗两种方式。外部放疗是通过将高能放射线传递到体内肿瘤区域杀死癌细胞。内部放疗是通过将放射性物质直接置入恶性肿瘤组织或通过静脉注射进入体内，以杀死癌细胞。

睾丸精原细胞瘤对放疗非常敏感，故放疗是治疗睾丸癌的常用手段之一，但应根据患者的具体情况和病情发展阶段来决定是否采用。放疗常用于控制睾丸癌进展或清除术后潜在的残留癌细胞，尤其适用于早期患者或一些高危患者的辅助性治疗。对于 Ⅰ 期精原细胞瘤，给予膈下区域放疗能有效杀死无临床症状的转移癌细胞，降低睾丸精原细胞瘤复发率。Ⅱ 期（Ⅱ$_a$、Ⅱ$_b$）睾丸精原细胞瘤的治疗以放疗为主。

需要注意的是，放疗存在一定副作用，包括皮肤炎症、腹泻、恶心、呕吐、疲劳、精力下降等。放疗也会影响男性生育功能，所以在放疗时要注意保护对侧睾丸，使其

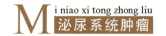

免受放射线的照射。

4.4.8 睾丸肿瘤治疗前后会对生育功能有影响吗？睾丸癌术后需要冻存精子吗？

睾丸肿瘤治疗前后可能会对男性生育功能产生不同程度的影响，与个体情况及治疗方式有关。

（1）手术切除。手术切除是睾丸癌的常规治疗方法，即根治性睾丸切除术（切除睾丸及精索）。如果手术切除一侧睾丸，对侧正常睾丸通常能产生足够的雄激素及精子以维持性功能和生育功能。部分睾丸癌患者在治疗前即存在生精功能异常、精液质量下降，手术会加重影响。如果双侧睾丸同时发生肿瘤需要切除，生育功能将受到影响。另外，睾丸癌患者接受腹膜后淋巴结清扫术也会影响患者的射精功能。如需保留生育能力，这类患者术前要考虑冻存精子以备将来使用。

（2）放疗和化疗。放疗和化疗也是治疗睾丸癌的常用方法，也会不同程度地影响精子的产生和质量，从而影响生育能力。放、化疗的影响程度与个体差异和治疗使用的剂量有关。

对于睾丸癌患者来说，如果未来有生育需求，可以在开始治疗前冻存精子，保存生育能力。值得注意的是，冻存精子并不能保证未来一定能够成功生育，但它提供了一个备用选择。

4.4.9 血清肿瘤标志物检测如何帮助监测睾丸癌的治疗效果？

血清肿瘤标志物是在人体血液中检测到的一些特定蛋白质或其他标志物，与肿瘤发生、进展相关。血清肿瘤标志物检测常用于监测睾丸癌的治疗效果以及判断是否存在术后复发。睾丸癌的肿瘤标志物包括甲胎蛋白、人绒毛膜促性腺激素和乳酸脱氢酶等。这类患者可能存在一种或多种血清肿瘤标志物升高，所以血清肿瘤标志物也可用于治疗后的随访。通过检测血清肿瘤标志物，可以提供以下信息：

（1）明确诊断。当临床怀疑为睾丸癌时，应检测甲胎蛋白和人绒毛膜促性腺激素等血清肿瘤标志物水平，帮助医生进一步诊断。

（2）监测治疗效果。通过同时检测多个睾丸癌血清肿瘤标志物的变化，可以更好地评估治疗效果。

(3) 判断复发。对治疗后的患者定期进行血清肿瘤标志物检测，有助于判断是否存在肿瘤复发和转移的风险，以尽早采取治疗措施。

需要注意的是，血清肿瘤标志物并不能独立诊断睾丸癌，也不是诊断睾丸癌的绝对标准。最终诊断睾丸癌需要结合患者病史、临床症状及其他检查进行综合分析、判断。

4.4.10 为什么进行双侧睾丸切除后需要补充雄激素？

雄激素主要是由睾丸和肾上腺网状带分泌的，但肾上腺仅可分泌少量雄激素，睾丸则是分泌雄激素的主要器官。雄激素在维持男性特征、性欲、生育及蛋白质合成方面具有重要作用。双侧睾丸切除后，身体就会失去睾丸所分泌的雄激素，导致雄性激素缺乏症的出现，在古代，见于宫廷阉割制度下的宦官。当今，双侧睾丸切除术多应用于前列腺癌的去势治疗，现呈逐渐减少趋势。在某些特殊情况下，睾丸癌患者进行双侧睾丸切除后，不仅会对生育能力产生影响，还会影响男性雄性特征的维持。

因此，为了避免出现雄性激素缺乏症，通常需要进行雄激素的替代疗法，给予睾酮治疗，包括口服、肌肉注射药物等方式，通过增加血液中的雄激素浓度来维持男性激素平衡，从而达到恢复性欲、增强骨骼密度和肌肉质量等目的。

但是，雄激素替代治疗存在禁忌证，比如前列腺癌，雄激素可能会刺激前列腺癌细胞增长。在进行雄激素替代治疗前需要进行详细检查和评估，以制定最优的治疗方案，同时需要进行精确的个体化监测和调节。

4.5

睾丸肿瘤的随访及健康管理

4.5.1 睾丸癌患者术后饮食有哪些注意事项？

睾丸癌患者术后饮食需要注意以下几点：

(1) 高蛋白饮食。手术后需要适度增加蛋白质的摄入，以帮助伤口愈合和恢复体力。建议摄入高蛋白食物，如肉类、鱼类、豆类、鸡蛋等。

(2)控制脂肪和胆固醇摄入。脂肪和胆固醇含量过高的食物可以增加血脂水平，不利于患者术后康复。应该减少摄入高脂肪的食物，如肥肉、黄油等。

(3)选择富含纤维素的食物。多吃如麦片、水果、蔬菜、粗粮等富含纤维素的食物，有助于促进胃肠蠕动和排便，预防便秘。

(4)饮食清淡。尽量避免辛辣、刺激性食物和酒精等，以减轻术后胃肠负担。

(5)多饮水。保持足够的水分摄入，加快废物排出和伤口愈合。

(6)根据个人情况调整饮食。术后患者身体状况和食欲存在个体差异，应该根据个人的体质和食欲，采取适当的饮食调整，如少食多餐、少油少盐、注意口感等。

4.5.2 睾丸癌患者术后如何进行合理锻炼？

睾丸癌患者术后进行适度、科学的锻炼，有利于加速康复，提高身体素质和生活质量；但应注意安全和适度原则，配合良好的饮食和休息习惯，以维护健康的身体状况。需要注意以下方面：

(1)术后早期锻炼。术后第二天可以适当进行上肢运动，如手臂、肩部运动等，以促进血液循环和预防血栓形成。尝试做一些简单的下肢练习，如被动活动踝关节等。

(2)逐步增加运动强度。术后1周到2周，可以逐渐增加轻度运动，如散步，但要注意不要过于剧烈，以免影响伤口愈合。

(3)避免剧烈运动。术后6周内应避免剧烈运动，如举重、跑步、打篮球等，以免对身体产生不良影响。

(4)注意休息。锻炼后需要及时休息，避免过度疲劳对身体造成不良影响。

(5)根据个人体质和情况调整锻炼计划。每个人的身体状况和康复情况不同，需要根据个人体质和情况制定适合自己的锻炼计划，随时与医生进行沟通和讨论。

4.5.3 睾丸癌患者术后有哪些康复指导？

睾丸癌患者术后的康复指导可以包括以下几个方面：

(1)伤口护理。术后需要注意伤口的清洁和护理，避免感染。按照医生的建议进行伤口消毒和换药，保持伤口干燥、清洁。注意观察伤口是否出现红肿、渗液或疼痛等异常情况，如有应及时就医处理。

(2)饮食调理。术后应选择容易消化的食物和高蛋白饮食，适当增加蛋白质摄入能够促进伤口愈合。避免刺激性食物和高脂肪食物,多吃富含纤维素的食物,保持饮食营养均衡。

(3) 恢复期间适量活动。术后康复期间,应根据医生的建议逐步进行适量的活动和锻炼,有助于加强肌肉力量、改善体质和恢复机能。但应避免剧烈运动和负重运动,以免对伤口造成压力和不良影响。

(4) 心理指导。术后身体形象的改变和生理功能的调整,可能会使患者产生一定的心理压力和焦虑。与家人、专业心理咨询师进行交流,获得心理支持和情绪释放尤为重要。

(5) 定期复查随访。术后需要定期复查和随访,包括血液检查、影像学检查等,观察患者术后康复情况以及有无并发症,以便早期发现、早期干预。患者应与医生保持沟通和交流,根据医生的建议,调整治疗方案。

4.5.4 激素治疗对睾丸癌患者的生活质量有什么影响?

临床也会有少部分睾丸癌患者需要进行激素替代治疗,激素可能对患者的生活质量产生以下影响:

(1) 生理方面的影响。激素替代治疗,重要的是为患者选择合适的剂量,否则睾酮补充不足可能引起一系列的生理变化,如性欲减退、勃起困难、乳房增大、体重增加等,这些变化可能对患者的性功能、体态和自我形象产生一定的影响。

(2) 心理方面的影响。激素替代治疗可能会对患者的心理状况产生影响,比如焦虑、担忧和情绪波动。同时,由于激素替代治疗的副作用,如性功能障碍和形象变化,可能会对患者的自尊心和性自信心造成影响。

(3) 社交方面的影响。由于激素替代治疗可能引起患者生理和心理产生变化,可能存在与伴侣、家庭成员和朋友交流困难,导致性生活不和谐或与他人关系疏远。

(4) 康复方面的影响。激素替代治疗可能产生的不适和副作用,可能会对患者的日常生活和工作造成影响,使疲劳感增加。

4.5.5 睾丸癌患者术后会产生哪些心理障碍,可以进行哪些心理疏导?

睾丸癌患者在术后可能会面临多种心理障碍,包括以下类型:

(1) 焦虑和担忧。由于诊断和治疗带来的不确定性和未知,患者可能会感到焦虑和担忧，担心肿瘤的复发或进展及对生活的影响。

（2）抑郁和情绪波动。患者无法正视睾丸癌的诊断和治疗，可能会出现抑郁、沮丧和情绪波动等情况，对生活失去兴趣和动力。

（3）自我形象和自尊心问题。睾丸癌的治疗可能导致患者出现身体形象改变，如睾丸切除引发性功能障碍和性欲下降等，这可能影响患者的自尊心、性自信心和性满足感。

（4）社交障碍。患者可能出现社交障碍，恐惧或不知如何面对他人的关注、同情。

为了帮助睾丸癌患者积极应对心理障碍，心理疏导是必要的，应根据患者的个体情况和需要进行个体化评估和选择，寻求专业心理咨询师或医生的指导和帮助。可从以下方面进行心理疏导：

（1）提供信息和教育。向患者提供睾丸癌相关信息和治疗详情，帮助患者了解疾病的特点、预后和治疗方案，减少患者的焦虑感。

（2）提供情绪支持。倾听患者的担忧和情绪表达，积极支持和安慰患者，使其感受到关怀和理解。

（3）心理咨询和心理治疗。认知行为疗法、支持性心理治疗和解决问题的方法等心理治疗方法可以帮助患者应对焦虑、抑郁和情绪问题，提高心理适应能力。

（4）家庭和社交支持。鼓励患者与家人、朋友进行积极的沟通和交流，寻求他们的支持和理解；参加癌症康复支持小组或社交活动，与其他患者分享经验，获得情感支持。

（5）建立积极的生活方式。鼓励患者保持积极的生活态度，进行适量的锻炼，保持健康饮食和良好的睡眠，以提高身体和心理的健康。

5

阴茎、阴囊肿瘤

5.1 认识阴茎和阴囊

5.1.1 什么是阴茎和阴囊？阴茎和阴囊的位置在哪？

阴茎是男性生殖器官，位于耻骨联合下方，由 2 个阴茎海绵体和 1 个尿道海绵体构成，周围覆以包皮。阴茎通常处于松弛或下垂状态，受到性刺激后，阴茎勃起。

5.1.2 阴茎和阴囊有什么功能？解剖结构如何？

阴茎和阴囊是人类生殖系统非常重要的器官，其功能主要与人类性行为和生殖有关。阴茎的主要功能是性交、射精及排泄尿液。阴茎是男性生殖器官的外部组成部分，分为阴茎根部、阴茎体部、阴茎头部三部分。阴茎根部位于腹壁与阴囊之间，由阴茎韧带附着于坐骨结节，和耻骨下支相连。阴茎体部是阴茎的粗大部分，主要由阴茎海绵体组成，可以勃起。阴茎头部位于阴茎体的前端，也称为龟头，是阴茎海绵体的前端膨大部位。包皮是覆盖于阴茎海绵体的外皮，它可以滑动以暴露和遮盖阴茎头。

阴囊是男性外阴的一部分，由皮肤和肉膜组成，内含睾丸和附睾等器官，且有保护睾丸和调节温度的作用，使睾丸保持适宜的温度，有利于精子的生成和发育。

5.1.3 阴茎和阴囊也会出现肿瘤吗？

阴茎和阴囊均可能发生肿瘤。阴茎癌是发生在阴茎的恶性肿瘤，临床相对少见，多为原发肿瘤，与包皮垢刺激、人乳头瘤病毒感染有关。阴囊癌的发生通常与遗传和长期接触某些化疗物质有关。

5.1.4 阴茎和阴囊肿瘤有哪些表现？

阴茎和阴囊肿瘤可分为以下几种类型：

（1）阴茎癌。发生于阴茎的恶性肿瘤，常表现出阴茎硬结、肿块、溃疡、疣状物、血性或脓性分泌物等症状。

（2）阴囊癌。发生于阴囊皮肤及其附属器官的恶性肿瘤，可能与遗传有关，常表现为阴囊部肿块、疼痛、溃疡、出血等症状。

5.2 认识阴茎癌

5.2.1 什么是阴茎癌？

阴茎癌是一种起源于阴茎组织的恶性肿瘤，属于男性少见病，在全球男性恶性肿瘤中的占比较低。阴茎癌通常表现为阴茎或龟头的溃疡或肿块，好发于50岁以上男性，也可发生于年轻人。阴茎癌主要危险因素包括吸烟、人乳头瘤病毒（HPV）感染（尤其是高危型HPV感染）、包皮过长、免疫系统问题和激素异常等。其中，吸烟和HPV感染是影响阴茎癌发生的最常见危险因素。这些患者自身也可能存在其他的病因和影响因素，如老年人普遍存在的身体机能退化等。

早期阴茎癌可能无明显症状，仅出现轻微疼痛、发痒、疣状物、肉芽肿、溃疡、异味等。如果病情继续恶化，可能出现疼痛、肿胀、淋巴结肿大等严重症状。通过组织活检、血液检查、影像学检查等多种方法可确诊阴茎癌。手术是治疗阴茎癌的有效方式，术前常规进行阴茎肿物活检，明确病理诊断及分级。另外，阴茎癌可能会影响患者性功能及家庭关系，故需要提高对阴茎癌的认识，早期诊断，早期治疗。

5.2.2 男性患阴茎癌的概率高吗？

相较于其他类型的癌症，阴茎癌在男性中较为罕见。统计数据显示，阴茎癌的全球发病率约为（1~2）人/10万人。虽然阴茎癌的发病率相对较低，但在某些人群中的发病风险可能增加。阴茎癌任何年龄均可能发病，但通常好发于50岁以上的男性。此外，发病风险相对较高的因素还包括：吸烟者患阴茎癌的风险较高；感染人乳头瘤病毒（HPV）是患阴茎癌的主要风险因素之一；包皮过长导致阴茎局部清洁不到位，从而增加阴茎癌的发病风险；患有免疫系统疾病如艾滋病，或器官移植术后患者，患阴茎癌的风险相对较高。

5.2.3 为什么包皮过长、包茎是阴茎癌的高危因素?

包皮过长和包茎是阴茎癌的高危因素,其原因可能与以下几点相关:

(1)包皮内皮下炎症。对于包皮过长、包茎患者而言,由于阴茎头部长期受到包皮内皮下分泌物的刺激,容易产生包皮内皮下炎症。长期未治疗的包皮内皮下炎症可能导致组织炎症和亚硝酸盐生成,增加罹患阴茎癌的风险。

(2)HPV感染。HPV是致癌性较强的病毒之一。研究认为,感染HPV与阴茎癌的发生密切相关。包皮过长、包茎导致包皮更容易积累污垢和感染,增加HPV感染概率。

(3)护理不当。包皮过长、包茎患者的阴茎头常难以彻底清洗,患者可能由于不重视或者不了解正确的清洁方法等原因导致护理不当,从而增加了阴茎癌的患病风险。

(4)长期炎症反应。包皮过长、包茎患者由于长期的包皮分泌物刺激和感染,阴茎头部组织长期处于炎症状态,加重组织炎症、细胞损伤,导致基因改变,可能导致发生阴茎癌。

研究已经证实,早期、合理处理包皮过长、包茎,能有效预防阴茎癌的发生。犹太人在新生儿期行包皮环切手术,降低了包皮过长、包茎带来的潜在患癌风险,故阴茎癌的发病率非常低。但也有研究认为,成年人因包皮过长、包茎接受包皮环切术并不能有效预防阴茎癌的发生。

综上所述,包皮过长、包茎是阴茎癌的高危因素,需要及时处理。如果出现发炎、肿胀、痛感等异常情况,应及时到医院就诊。

5.2.4 HPV感染和阴茎癌有关系吗?

HPV,即人乳头瘤病毒,是一种常见的病毒,具有多种亚型。其感染可使人产生各种疣,甚至肿瘤可能。研究认为,HPV与阴茎癌的发生存在相关性,尤其是高危型HPV感染。HPV感染常通过性行为传播,如果未能及时治疗,可使龟头或阴茎产生病变,增加罹患阴茎癌的风险。已经证实:HPV感染是阴茎癌发生的重要危险因素,大约50%至70%的阴茎癌与HPV感染有关,尤其是HPV16和HPV18型。HPV感染使DNA发生不可逆性改变,可促进癌细胞生长和扩散,从而使患者罹患阴茎癌的风险明

5 阴茎、阴囊肿瘤

显增加。

5.2.5 阴茎癌是一种性病吗？会传染吗？

阴茎癌不是一种性病，而是一种少见的男性恶性肿瘤，通常是起源于阴茎组织细胞的恶性病变。它与性活动无直接关系，并不通过性接触传染他人。阴茎癌的主要风险因素包括吸烟、HPV 感染、包皮过长、免疫系统问题和激素异常等。吸烟和 HPV 感染是阴茎癌发生的最常见风险因素。虽然阴茎癌不是性病，但与 HPV 感染的患者接触，可能会增加健康者感染 HPV 的风险，从而可能增加患阴茎癌的风险。

5.2.6 阴茎癌与性生活有关系吗？

阴茎癌和性生活没有直接关系，但性生活中的某些因素可能会增加阴茎癌的发生风险。以下是可能与阴茎癌发生有关的性活动因素：

（1）与 HPV 感染的伴侣发生性接触。HPV 是导致阴茎癌发生的主要风险因素之一，大约 60% 阴茎癌患者与 HPV 感染有关。因此如果与已感染 HPV 的伴侣发生性接触，则可能增加感染 HPV 的风险，从而增加阴茎癌的发病风险。

（2）多个性伴侣。研究表明，与多个性伴侣发生性关系可能增加患阴茎癌的风险。

（3）性病。某些性病可能会增加患阴茎癌的风险，尤其是滋养细胞龟头炎、生殖器疱疹、淋病等性传播疾病。

5.2.7 乳头型和结节型阴茎癌有什么区别？

乳头型和结节型阴茎癌是阴茎癌的两种不同亚型，在临床表现和病理特征方面具有不同特征：

（1）乳头型阴茎癌阴茎头部出现溃疡或糜烂样的乳头状病变。早期可能表现出瘙痒、疼痛和不适等症状。随着病情进展，乳头状溃疡可能会增大和扩散，伴随出血、渗液等现象。病理特征一般为不典型鳞状细胞癌，基底层细胞增生和上皮增生。

（2）结节型阴茎癌表现为阴茎头部或附近区域出现可触及或可见的肿块。通常表现为阴茎单发或多发实性肿块。肿块逐渐增大，出现伴随症状，比如疼痛、溃疡或糜烂等。结节型阴茎癌的病理特征是肿瘤生长形成实质性肿块。

5.2.8 阴茎癌的典型临床表现有哪些？

阴茎癌的典型临床表现包括以下症状和体征：

（1）阴茎表面和龟头出现溃疡和肿块。早期可以表现为阴茎头部的白色病变，发展到晚期时会有类似溃疡的病变和肿块，疼痛感可能会加重。

（2）阴茎皮肤颜色发生变化。阴茎癌患者常常会表现出阴茎颜色变化，多为红色或红褐色，甚至局部会表现为黑色或暗紫色。

（3）阴茎勃起障碍。患者可能表现为阴茎勃起障碍或变形，主要是阴茎局部阻塞性病变所致。阴茎癌若累及阴茎海绵体和背神经丛，也可能影响阴茎勃起功能。

（4）阴茎局部疼痛。阴茎癌进展到晚期时，癌细胞侵犯肿瘤周围正常组织和神经，可导致局部疼痛加重。如果癌细胞侵犯神经末梢，患者可能会出现神经性疼痛。

（5）淋巴结肿大。常见腹股沟区淋巴结肿大，可为单侧或双侧，由阴茎局部感染、炎症刺激导致。另外，肿瘤进展至局部淋巴结时，也会出现淋巴结肿大、硬实等情况。

（6）尿道口症状。阴茎癌晚期，肿瘤侵犯尿道口，可导致排尿困难、尿道口出现分泌物等症状。

5.2.9 阴茎癌会出现血尿吗？

阴茎癌有可能出现血尿，但该症状并不常见。血尿分为镜下血尿和肉眼血尿，检查时需要排除其他原因引起的血尿。阴茎癌患者出现血尿，意味着患者临床分期相对较晚。一般来说，早期阴茎癌出现肉眼血尿概率极低。如出现肉眼血尿，说明肿瘤可能侵犯尿道、前列腺、膀胱等部位。

5.2.10 出现哪些症状时要考虑阴茎癌？

阴茎癌的早期症状不易察觉，当出现以下症状时，应该考虑阴茎癌的可能性：阴茎出现可见的异常病变或溃疡，持续较长时间、不愈合；阴茎出现异常的肿物或肿胀，肿物易出血；阴茎皮肤出现疼痛、瘙痒、炎症或溃烂；阴茎头部或包皮出现增生的、无痛的异常肿块，或伴溃疡、溃烂或脱皮；尿道口处出血或有分泌物；腹股沟区淋巴结肿大等。

出现上述症状时，应尽早就医，明确诊断，肿物组织活检必不可少。

5.2.11 阴茎癌的尿液会出现问题吗？

在阴茎癌早期阶段，尿液通常不会出现明显变化。当阴茎癌进展到晚期时，尿液可能会出现以下异常：

（1）血尿。阴茎癌晚期，肿瘤侵犯尿道、膀胱等部位的血管时，可能出现血尿，表现为镜下血尿或肉眼血尿。

（2）尿液浑浊。阴茎癌晚期，也可能因肿瘤坏死、感染、尿道狭窄、脓毒血症等情况出现尿液浑浊，特别是伴排尿困难者。

（3）尿频、尿急、尿痛。阴茎癌晚期可能引起尿道狭窄或膀胱受压，导致尿液排出受阻，出现尿频、尿急和尿痛。当合并尿路感染时，更易出现尿频、尿急、尿痛。

（4）排尿困难。肿瘤侵犯阴茎海绵体、压迫尿道，或肿瘤侵犯尿道、前列腺时，患者可出现排尿困难。

5.2.12 如何早期发现阴茎癌？

早期发现阴茎癌关键在于对阴茎病变的重视，不要忽视任何蛛丝马迹。阴茎癌早期症状可能不典型，表现为小的、扁平的、红褐色斑点或扁平疣，定期自检有助于早期发现。自检时，要检查阴茎是否有肿物、肿胀、颜色变化或变形等，应特别注意阴茎头部、冠状沟及包皮内板等阴茎癌高发部位。一些病征有助于初步判断阴茎癌的风险，例如：包皮出现白斑、附睾周围出现溃疡或肿块；阴囊局部皮肤变硬伴瘙痒，都可能是阴茎癌的信号。定期进行皮肤检查，必要时做组织活检有助于早期发现阴茎癌。

5.2.13 阴茎癌会转移吗？

阴茎癌晚期或进展期癌细胞通常会从原发肿瘤处通过淋巴或血液系统转移至其他部位，如淋巴结、骨骼、肺部等。转移路径主要有以下两种：

（1）淋巴转移。它是阴茎癌最常见的转移途径，癌细胞侵犯附近区域淋巴结，最常受累的是腹股沟淋巴结、髂淋巴结和腹腔淋巴结。

（2）血液转移。阴茎癌也可以通过血液系统转移，扩散到其他器官，如肝脏、肺部、骨骼等。血液转移在阴茎癌中相对较少见。

5.2.14 阴茎癌可以预防吗？

阴茎癌无法完全预防，但以下预防措施可以降低患病的风险：

（1）避免高风险性行为。避免进行不安全的性行为，包括无保护性行为、频繁更换伴侣以及与有性传播疾病的人发生性接触等，这可能会导致 HPV 感染，从而增加阴茎癌的患病风险。

（2）接种 HPV 疫苗。HPV 疫苗可以有效预防与 HPV 相关的癌症，包括阴茎癌。可咨询医生了解适合自己的疫苗接种计划。

（3）定期体检。定期进行身体检查和生殖器官检查，包括阴茎和阴囊的自检，这样可以早期发现阴茎异常并及时就医。

（4）保持良好的生活习惯。保持健康的生活方式，包括均衡饮食、适度锻炼、避免吸烟和限制酒精摄入等。这些习惯有助于增强机体免疫系统，降低患病风险。

（5）保持阴茎局部卫生。每天清除包皮分泌物。

（6）包皮环切手术。新生儿行包皮环切术能有效预防阴茎癌的发生，而成年人包皮环切术预防阴茎癌的效能远低于新生儿。

5.3 阴茎癌的诊断

5.3.1 日常自检肉眼观察时应注意哪些事项？

进行阴茎日常自检时，应注意以下事项：

（1）观察阴茎外观。检查阴茎外观，包括颜色、形状和大小等，注意是否有明显变化或异常，如肿块、溃疡、疱疹、疣、红斑、糜烂等。

（2）注意阴茎勃起情况。注意勃起过程中是否存在异常，如勃起不坚挺、血管曲张及异常疼痛等。

（3）检查阴茎周围区域。检查阴茎周围区域，包括阴囊、会阴等，注意是否有肿块、肿胀及疼痛等异常情况。

5 阴茎、阴囊肿瘤

（4）注意排尿或射精异常。观察排尿或射精过程是否存在异常，如尿痛、血尿、尿道异常分泌物、血精及射精痛等情况。

（5）注意任何不寻常的症状。如疼痛、瘙痒、灼热感等，以及性欲、勃起或射精方面的变化。

5.3.2　阴茎出现包块一定是阴茎癌吗？

阴茎出现包块并不一定是阴茎癌，导致阴茎包块产生的常见原因包括以下几种：

（1）阴茎海绵体硬结症。患有此症时，阴茎可触及硬结，勃起时出现阴茎疼痛不适，阴茎勃起畸形。

（2）脂肪瘤。脂肪瘤是一种良性的软组织肿瘤，可以在阴茎上形成可触及的肿块。

（3）阴茎尖锐湿疣。由HPV感染引起的阴茎肿物，可表现为丘疹、结节，多呈乳头状或菜花状。

（4）阴茎海绵体损伤或炎症。海绵体损伤或炎症可能导致阴茎肿块或感觉异常。

（5）阴茎血管瘤。它是由血管性结构聚集形成的阴茎肿物，质地柔软。

5.3.3　诊断阴茎癌必须进行活组织检查吗？

活组织检查（活检）是确诊阴茎癌的主要诊断方法。对于阴茎肿物来说，在治疗前需要常规进行肿物活检。活检有两种方式：一是在治疗前进行肿物活检，若常规病理诊断为阴茎癌再行手术治疗；二是术中行肿物快速病理检查，如为阴茎癌再行手术治疗。通过活检确定肿物中是否存在癌细胞，能进一步确定其类型、分级和扩散程度。

5.3.4　血液检查可以诊断阴茎癌吗？

血液检查不能直接诊断阴茎癌，但在阴茎癌的诊断和评估过程中通常可以发挥一定的辅助作用，如评估患者的身体健康状态和肝肾功能等。此外，血检还可以检测血液中是否存在肿瘤标志物。对于阴茎癌来说，目前尽管不存在特异性的肿瘤标志物，但某些标志物，如α-胎蛋白、癌胚抗原等，在特定情况下可以协助诊断和监测疾病进展。

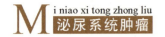

5.4 阴茎癌的治疗

5.4.1 阴茎癌必须手术治疗吗？

阴茎癌通常需要手术治疗，但根据患者病情，也可以选择激光治疗、放疗、化疗及综合治疗。手术方面，根据患者肿瘤大小、浸润深度及病理情况，可选择行保留阴茎手术、阴茎部分切除或阴茎全切除。对于早期、肿瘤分化良好的原位癌（Tis）、非浸润性疣状癌（Ta）、肿瘤侵犯皮下结缔组织（T1），根据患者病情，可以考虑行保留阴茎的肿瘤切除手术，特别是对年轻患者。但此类患者存在局部复发可能，故需要定期随访。另外，阴茎部分切除术是最常用的手术方式。对于晚期浸润性阴茎癌，则可以选择阴茎全切除术。对于淋巴结转移患者，需要行淋巴结清扫术。如果无法清扫淋巴结，可以考虑联合其他治疗，包括放疗、化疗及免疫治疗等。部分患者可能由于年龄、健康状况或个人选择等原因，选择保守治疗或观察等策略，而不进行手术。

5.4.2 手术过程要把阴茎全切掉吗？

并非所有阴茎癌手术都需要完全切除阴茎，而是要严格把握适应证。对于早期、局限性阴茎癌，可以考虑阴茎肿瘤局部切除术或阴茎部分切除，手术切除癌变组织，保留阴茎大部分结构和功能。对于更深层或广泛的阴茎癌变，需要考虑阴茎全切除术，同时将残余尿道行会阴部造口，患者蹲位排尿。

5.4.3 阴茎癌要进行放疗和化疗吗？

尽管手术是治疗阴茎癌的主要方法，但放疗和化疗也常被用于辅助治疗或替代治疗。

（1）放疗的应用

①术后辅助放疗。对于高风险的阴茎癌病例，如恶性程度高、淋巴结受累或手术切缘累及等情况，可以考虑术后辅助放疗，以降低复发风险或继续消灭残余癌细胞。

②放疗替代手术。对于某些无法进行手术的患者，如因健康状况不允许手术或拒

绝手术的情况，放射治疗可能被用来控制肿瘤的进展。

（2）化疗的应用

①针对高级别阴茎癌的应用。对于晚期或已扩散的阴茎癌，化疗可能被用于控制肿瘤的进展和减轻症状。

②放化疗联合治疗。有时可能会联合使用放疗和化疗，以增强治疗效果。

5.4.4 阴茎癌术后对生活影响大吗？对性生活有影响吗？

阴茎癌术后可能会对生活产生一些影响，包括性生活、心理状态等方面，主要取决于手术类型、病变范围、术后恢复情况以及个体差异等。可能包括以下方面的影响：

（1）外观和形态。根据手术类型和范围，手术会对阴茎的外观和形态产生一定的影响，包括无阴茎、阴茎缩短、疤痕形成、组织愈合不完整、阴茎外形不美观等。

（2）功能。手术可能影响阴茎功能，包括勃起、射精及性生活等方面。采取保留阴茎的肿瘤切除术，绝大多数患者能正常勃起、完成性生活。接受阴茎部分切除的患者，可能因心理负担导致阴茎不能正常勃起，此类患者可以行药物治疗、心理疏导，以期恢复或改善性功能。另外，阴茎部分切除患者，可能因阴茎短小无法完成性生活，无法达到性高潮。对于阴茎全部切除患者而言，没有性生活，并需要蹲位排尿。

（3）心理。阴茎癌手术可以影响患者心理状态，包括自尊心、身体形象、性自信等方面。患者可能需要心理辅导或支持，以帮助他们处理情绪和适应术后生活。

5.4.5 年轻阴茎癌患者该如何有效治疗？

年轻患者一旦确诊阴茎癌，及时、有效治疗显得尤为重要，同时需要考虑到这类人群的特殊需求以及手术对年轻患者心理、生理的影响。可选择的治疗方法如下：

（1）手术治疗。手术是阴茎癌最常见的治疗方法，并且是治愈早期病变最有效的方法。手术范围和方式可能会因肿瘤位置、大小及肿瘤分期而不同，可选择保留阴茎的治疗、阴茎部分切除术或全切除术等。针对早期阴茎癌，可以酌情选择局部肿物切除、激光治疗和放射治疗，尽可能地保留阴茎结构和功能。如果肿瘤较大、浸润范围较广、病理分级较差，则可能需要行阴茎部分切除术或全切除术；如果患者不能接受此类手术方式，可选择保留阴茎的治疗术式联合放疗、化疗及免疫治疗等综合治疗，其治疗效果有待于进一步观察，需要密切随访。

(2) 放疗。放疗的优点在于保留了阴茎的完整性。放疗通过高能量射线杀死肿瘤细胞。放疗可在手术前、手术后或不能进行手术时使用。对于早期阴茎癌患者，放疗可以作为术后辅助治疗，帮助防止癌症复发。

(3) 化疗。化疗是通过化学药物杀死癌细胞。这种治疗可在放射治疗或手术之后使用，以消除病变并防止癌症复发。

(4) 免疫治疗。免疫治疗可通过改善患者免疫系统的响应来帮助消灭癌细胞。

5.4.6 阴茎癌出现淋巴结转移该如何治疗？

阴茎癌出现淋巴结转移，常见的治疗方法包括以下几种：

(1) 淋巴结清扫手术。这是最常见的治疗方法之一，外科医生会在手术中切除癌细胞转移的淋巴结。这有助于控制肿瘤进展，并提供更准确的肿瘤分期信息。

(2) 放疗。放疗可用于无法手术患者或术后辅助治疗，以杀死淋巴结区域的癌细胞。这有助于肿瘤治疗和减少复发风险。

(3) 化疗。化疗即使用化学药物来杀死癌细胞，防止扩散。在某些情况下，化疗可能会与手术或放疗联合使用，以提高治疗效果。

(4) 靶向治疗。某些阴茎癌患者可能会接受靶向治疗，根据肿瘤细胞特定基因突变靶点设计的靶向药物可以干扰癌细胞的生长和扩散。

5.4.7 如何预防阴茎癌？

阴茎癌无法完全预防，但针对发病原因采取一些预防措施可能会有帮助。以下方法可能有助于降低阴茎癌的患病风险：

(1) 定期检查。定期进行体检，特别是阴茎和生殖器官的检查，以及自我检查，可以发现阴茎异常情况，甚至阴茎癌。另外，对于一些特殊人群，譬如接受移植使用免疫抑制剂、患有尖锐湿疣或阴茎白斑等患者，更需要定期复诊。

(2) 健康生活方式。保持健康的生活方式非常重要，可以降低患癌的风险。包括保持健康的体重，避免烟草和酒精，控制糖尿病和高血压等慢性疾病。

(3) 避免 HPV 感染。HPV 可以在性伴侣之间传播，增加阴茎癌的发病风险。拒绝不正当性关系，使用避孕套，可以有效预防 HPV 感染。

(4) 注意个人卫生。定期清洁生殖器和阴茎，可以帮助减少炎症，以及其他细菌或病毒的感染风险。

5.5 阴茎癌的预后及健康管理

5.5.1 阴茎癌术后如何调整心理状态？

阴茎癌的诊断和治疗可能会对患者的心理和精神健康产生不良影响。一些常见的心理问题包括抑郁、焦虑、身体形象和性心理方面的问题等。可以考虑从以下方面调整阴茎癌患者术后心理状态：

（1）寻求支持。与家人、医生或专业咨询师交流感受有助于缓解患者心理压力，其中最重要的是患者妻子的理解和支持。心理咨询和治疗有助于患者处理身体形象问题、对性健康的担忧或其他焦虑症状，并提供积极应对策略。

（2）建立积极的生活方式。坚持适度的身体运动、健康的饮食和良好的睡眠习惯，有助于改善心理健康，降低患抑郁症、焦虑症或其他心理疾病的风险。

（3）参加支持性团体。加入阴茎癌患者支持性团体和社交群体，有助于获得心理平衡、得到支持和理解。

（4）接受康复治疗。阴茎癌患者术后需要进行康复治疗，包括物理治疗、性治疗和认知行为治疗等。这有助于改善身体功能、提高自我效能感和恢复自信。

5.5.2 阴茎癌患者术后如何定期随访？

阴茎癌患者术后的定期随访对于监测康复情况和早期发现可能的复发或并发症非常重要。定期随访的注意事项包括：

（1）遵循医生建议。遵循医疗团队提供的具体随访计划和指导。医生会根据患者具体情况和治疗方案制定适当的定期随访计划。

（2）定期体检。定期进行全面体检，包括阴茎、腹股沟和盆腔区域的检查。医生会定期检查伤口愈合情况以及是否存在淋巴结肿大、囊肿或其他异常体征，关注有无疼痛、不适或其他症状。

（3）影像学检查。定期进行影像学检查，如 CT 扫描、MRI 或 PET-CT 等检查，以评估阴茎及其他潜在复发部位的情况。

（4）实验室检查。定期进行相关的实验室检查，如血液检查、肿瘤标志物检测等，以评估整体健康状况和癌症指标。

（5）心理咨询。与心理咨询师合作，调节术后情绪和心理。

（6）持续关注并报告任何异常。定期注意身体的变化和任何症状，包括肿块、疼痛、不适、排尿问题或性功能障碍等。及时向医生报告任何异常或不寻常的体征。

5.5.3 阴茎癌术后对生活质量有影响吗？

阴茎癌术后可能对患者的生活质量会产生一定影响，其影响程度因人而异，取决于多种因素，包括疾病分期、治疗方法和个人的心理、情感和社会支持等。主要包括以下方面：

（1）身体形象问题。失去部分或全部阴茎对患者的性自信心和身体形象产生影响，可能会使患者产生性心理问题以及焦虑和抑郁等问题。寻求心理咨询、参加团体或与伴侣进行沟通，可以帮助患者积极应对相关问题并改善自我认同感。患者应保持健康心态，积极配合治疗。

（2）性功能问题。阴茎癌的治疗可能导致性功能受损，如勃起功能障碍或射精障碍等。患者可与医生沟通、讨论，了解治疗方案及可能的疗效。采取性治疗、药物或手术可能有助于改善性功能和提高性满意度。

（3）生活方式调整。治疗期间或术后，患者需要调整生活方式，如饮食、睡眠、药物治疗、定期随访和复检等，形成规律生活，有助于术后康复。

（4）社交和情感支持。患者应与家人、朋友或支持团体保持联系和交流，获得情感支持和理解，这有助于减轻心理负担。

5.5.4 阴茎癌术后患者饮食上有哪些注意事项？

阴茎癌术后患者的饮食应该注意以下方面：

（1）营养均衡。确保膳食包含全部必要的营养物质，包括蛋白质、碳水化合物、脂肪、维生素和矿物质。多食用蔬菜、水果、谷物以及富含优质蛋白和健康脂肪的食物。

(2) 摄入足够水分。饮用足够的水或无糖低热量饮料，避免过多摄入酒精和咖啡因。

(3) 避免刺激性食物。有些食物可能引起人体不适或刺激尿道，如辛辣食物、酸性饮食和含酒精或咖啡因的饮料。

(4) 增加纤维摄入。膳食纤维有助于促进消化系统蠕动，预防便秘，清肠排毒。可增加摄入蔬菜、水果、全麦食品和豆类等高纤维食物。

(5) 控制体重。保持健康的体重对于维持身体健康和促进康复至关重要。应根据个人情况，控制热量摄入，并进行适度的体育活动。

(6) 避免烟草和酒精。尽量避免吸烟和饮酒，否则可能增加阴茎癌的发病风险。

(7) 咨询专业医生和营养师。专业医生和营养师可根据个人需要和特殊要求制定合适的饮食计划。

5.5.5 阴茎癌患者术后如何进行合理锻炼？

阴茎癌患者术后进行适度锻炼是有益的，可以促进患者身体恢复、提高身体机能和生活质量。可按如下步骤进行锻炼：

(1) 咨询医生。在开始锻炼之前，应咨询主治医生或医疗团队，请他们根据手术类型、康复进程和身体状况，给出适当的建议和指导，这有利于术后合理锻炼。

(2) 逐渐增加活动量。从轻度的活动开始，逐渐增加活动量和强度。根据个人能力，选择合适的运动方式，如散步、慢跑、游泳等。开始时，时间和强度可以较低，然后逐渐增加。

(3) 加强肌力和灵活性。包括力量训练和伸展运动在内的综合性训练有助于增强肌肉力量和灵活性。注意避免过度用力，根据个人情况进行适量的锻炼。

(4) 专注于核心肌群。强度训练对于提高姿势控制、平衡和全身稳定性非常重要。这些练习包括腹部、背部和骨盆肌肉的训练，如平板支撑、桥式运动等。

(5) 注意休息和恢复。锻炼后要给身体足够的时间休息和恢复，避免过度疲劳和过度训练，根据身体情况调整锻炼强度。

(6) 定期进行评估和随访。定期随访，评估身体状况和锻炼适应情况，根据医生指导，适时调整锻炼计划。

5.6 认识阴囊肿瘤

5.6.1 什么是阴囊肿瘤？阴囊肿瘤有哪些类型？

阴囊肿瘤发生于阴囊部位，肿瘤可以来源于不同组织，其分化程度也不一样，临床表现和疾病转归完全不同，临床上常见的阴囊癌可以包括以下病理类型：

（1）鳞状细胞癌。阴囊鳞状细胞癌是最常见的外阴癌类型。它起源于阴囊的鳞状上皮细胞，可能产生瘙痒、溃疡、疼痛和异常出血等症状。与人乳头瘤病毒感染及长期慢性炎症有关。

（2）腺癌。发生率较低，起源于阴囊的顶泌汗腺和皮脂腺腺体组织，该类型的癌症相对较少见。早期不易察觉，发现时往往已处于晚期，预后差。阴囊 Paget 病属于腺癌的一种，腺癌可能与遗传、免疫、长期局部刺激有关。

（3）基底细胞癌。基底细胞癌在阴囊较为罕见。基于它有较大的破坏性，又称侵袭性溃疡。它通常发生在皮肤，可产生类似溃疡或皮肤损伤的症状。发生转移率低，比较偏向于良性，故又称基底细胞上皮瘤。

（4）未分化癌。此类癌细胞形态不规则，难以确定其来源，侵袭性强，容易转移，具有高度恶性，患者生存率较低。

其他一些较为罕见的类型包括恶性黑色素瘤、血管瘤、神经内分泌癌等，每种肿瘤发病率极低，但具有高度恶性特征。

5.6.2 阴囊鳞状上皮癌都有什么临床表现？

阴囊鳞状细胞癌早期为无痛性阴囊疣状或丘疹样肿物，进一步发展可呈菜花状，质地变硬，肿瘤的生长速度个体差异较大，有的可多年缓慢进展而突然生长速度加快。菜花状肿瘤的中央可出现坏死及溃疡，伴有感染时流脓血，味臭，局部疼痛，而全身症状不明显。50%以上的病人就诊时有同侧或双侧腹股沟淋巴结肿大，晚期肿瘤可侵及阴茎及阴囊内容物，发生血行转移。

5.6.3 阴囊鳞状上皮癌如何明确诊断？

确诊阴囊鳞状上皮癌需要取病变处组织做病理学检查。显微镜下可见增生的上皮突破基膜向深层浸润形成不规则条索形癌巢。根据癌细胞的分化程度分为高、中、低分化。高分化的鳞状细胞癌恶性程度低，而低分化的鳞状细胞癌恶性程度高。血清肿瘤标志物鳞状细胞癌细胞上皮膜抗原和细胞角蛋白表达阳性。应用腹、盆腔 B 超以及 CT、MRI 检查有助于了解肿瘤侵袭程度，明确肿瘤分期。

5.6.4 阴囊鳞癌如何手术治疗？

手术切除病灶是阴囊鳞癌的首选治疗方案。将病变处皮肤扩大切除，切除范围应超过肿瘤边缘 2 cm 以上的阴囊壁，除非病变已侵犯阴囊内容物。术后局部复发往往是切除范围不够所致，但也可能是新发而非复发。对于切除范围过大，残留阴囊皮肤包蔽阴囊内容物困难者，可采用皮瓣转移及阴囊成形术。阴囊内容物已受累者则应一并切除。

5.6.5 腹股沟淋巴结转移的阴囊癌如何治疗？

对腹股沟肿大淋巴结需切除活检，经病理检查证实有转移的患者应行髂腹股沟淋巴结清扫术。淋巴结清扫手术可在原发灶切除后 2～6 周进行。对有淋巴结转移的患者手术后需进行局部放疗。对局部病变切除不彻底、不宜行淋巴结清扫术者同样需进行局部放疗。

晚期阴囊癌有远处转移者，手术已无法根治，需行放、化疗，姑息性治疗。

5.6.6 什么是阴囊 Paget 病？

阴囊 Paget 病（Scrotal Paget's disease），又称为阴囊湿疹样癌，属于腺癌范畴，是起源于腺体导管或顶泌汗腺的一种罕见的皮肤肿瘤，好发于 50 岁以上男性，通常发生在阴囊或外阴部位，会扩散至附近的皮肤或黏膜组织。目前，阴囊 Paget 病的确切发病机制尚未完全阐述清楚。阴囊 Paget 病通常表现为阴囊或外阴区域的慢性瘙痒、红斑、干燥、脱屑和溃疡等症状。其他症状还包括烧灼感、疼痛、皮肤增厚等。这些症状可能与其他皮肤疾病相似，故此病易被误诊，需要提高对该病的重视。确诊阴囊 Paget 病通常需要进行皮肤活检。手术是治疗该病的首选方法，术中常需要切除足够深度和广度的组织。

5.6.7 什么样的人容易得阴囊 Paget 病？

与该疾病发病相关的风险因素有如下四个方面：

（1）年龄因素。阴囊 Paget 病通常好发于 50 岁以上男性，尤其是 60 岁以上。

（2）疾病因素。阴囊 Paget 病与其他部位的 Paget 病有关，如乳头 Paget 病。因此，患有与 Paget 病相关的疾病可能增加阴囊 Paget 病的发病风险。

（3）炎症刺激因素。长期存在的阴囊炎症或刺激，如湿疹、皮肤糜烂、尿路感染等，可能增加发生阴囊 Paget 病的风险。

（4）免疫功能异常因素。免疫功能低下或自身免疫疾病，可能增加患阴囊 Paget 病的风险。

5.6.8 阴囊 Paget 病的典型表现有哪些？

阴囊 Paget 病临床上患者可以有如下表现：

（1）阴囊或外阴区域的瘙痒。病变区域出现瘙痒感。

（2）红斑。阴囊或外阴区域出现红斑或水泡样皮疹，呈现均匀或不规则的形状，之后病变范围增大，累及会阴部及阴茎。

（3）干燥或脱屑。患处皮肤干燥，出现脱屑。

（4）溃疡。病变区域出现溃疡或浅表糜烂，产生异味。

（5）刺激症状。阴囊 Paget 病可能引起烧灼感、疼痛或不适的感觉。

（6）皮肤增厚。某些情况下，受累皮肤可能变厚。

（7）腹股沟区淋巴结肿大。单侧或双侧均可能，与炎症、肿瘤转移有关。

5.6.9 怎样区分阴囊 Paget 病、湿疹样黑色素瘤和上皮内瘤变？

阴囊 Paget 病、湿疹样黑色素瘤和上皮内瘤变是皮肤上的不同疾病，它们在病理类型、临床表现和治疗方式上均有所区别。

阴囊 Paget 病是一种罕见的表皮源性恶性肿瘤，其特点是阴囊表面出现红肿、糜烂、渗液、瘙痒等症状。病理检查显示：患处表皮及附近的汗腺、毛囊皮肤层有 Paget 细胞浸润。阴囊 Paget 病通常与其他部位的恶性肿瘤（如直肠癌、膀胱癌等）有关，因此常需要进一步的肿瘤评估和治疗。

湿疹样黑色素瘤是一种较罕见的恶性黑色素瘤亚型，特点是在皮肤上出现湿疹样或炎症性病变，常伴瘙痒和红斑。病理表现与普通黑色素瘤相似，但其临床表现类似湿疹，因此容易误诊。对于怀疑湿疹样黑色素瘤的病例，深层切除活检和免疫组化染色有助于确诊。

上皮内瘤变是一种非恶性病变，发生于皮肤或黏膜上皮内，包括非典型增生和癌前病变。可根据病理的严重程度和细胞形态学特点，对上皮内瘤变进行分级。治疗方法包括手术切除、冷冻疗法等。

5.6.10 阴囊 Paget 病为什么容易误诊？

阴囊 Paget 病是一种罕见的恶性肿瘤，该病可能由于以下原因造成误诊：

(1) 阴囊 Paget 病的症状非特异性。该病进展缓慢，病程长，初期临床症状不典型，包括瘙痒、红斑、干燥、脱屑等，这与其他较常见的皮肤病，如湿疹、皮炎或真菌感染等症状相似，从而容易影响正确诊断。

(2) 诊断困难。阴囊 Paget 病的确诊需要进行组织活检，通常是通过手术切除病变组织进行病理检查。然而，即使进行活组织检查，也会因为该病在组织中的表现较为复杂，易与其他皮肤疾病混淆，使得诊断困难。

(3) 缺乏认识和认知。阴囊 Paget 病为罕见性疾病，目前对该病的认知有限，故对该病的初步评估和诊断存在困难，有可能与其他疾病相混淆。

5.6.11 阴囊 Paget 病需要术前活检吗？

诊断阴囊 Paget 病需要进行术前活检。针对临床久治不愈的阴囊湿疹、炎性硬结及溃疡，需要进行皮肤组织活检。活检通过穿刺或切除阴囊皮肤疑似病变部位，获取组织样本，进行病理学检查确定病变的性质以确诊是否为阴囊 Paget 病。由于阴囊 Paget 病的临床表现与其他皮肤病变相似，活检对于该病的鉴别和诊断尤为重要。

5.6.12 为什么说手术治疗是阴囊 Paget 病的首选治疗方法？

手术切除是阴囊 Paget 病的首选治疗方法，这是因为：

（1）直接祛除肿瘤病灶。手术切除可直接切除病变组织，达到根治效果，从而最大程度地减少疾病复发和转移的风险，直接终止了疾病的进展，延长患者寿命。

（2）快速改善生活质量。阴囊 Paget 病病变区域瘙痒和疼痛会严重影响患者的生活质量，手术切除病灶可以有效缓解阴囊疼痛和瘙痒，改善患者生活质量。

（3）手术相对简单。肿瘤位置表浅，手术切除病灶在直视下进行，能够最大限度地切除病灶，达到根治的目的，较其他治疗方式是最快速、彻底、有效的。

所以，阴囊 Paget 病虽是一种罕见的阴囊肿瘤，手术仍是治疗该病的首选方式。但是，手术能否彻底切除关系到患者的预后，这与肿瘤是否累及区域淋巴结、是否侵犯真皮层有关。

5.6.13 阴囊 Paget 病需要放化疗吗？

阴囊 Paget 病的治疗，一般情况下不主张常规放化疗，但以下情况可考虑放化疗：

（1）病变范围广泛，手术不易切除。如果阴囊 Paget 病病变范围较大，或已经转移至淋巴结或其他部位，手术不能彻底切除，可能需要放疗或化疗以消除或减小肿瘤负荷。

（2）患者体质差，无法耐受手术。由于病变的位置难以手术或病人的整体状况无法耐受手术治疗，则放化疗可能成为主要的治疗手段。

（3）术后辅助治疗。对于病灶较大的患者，术后放化疗可以起到辅助治疗的作用，以减少病变的复发或转移。

5.6.14 为什么阴囊 Paget 病容易复发？

阴囊 Paget 病容易复发的原因可能与以下几个因素有关：

（1）Paget 细胞的浸润范围。Paget 细胞累及阴囊表皮深层、附近的毛囊、汗腺及其周围组织，手术切除可能无法完全清除所有病变组织，导致病变复发。

（2）原发癌症的存在。阴囊 Paget 病通常与其他部位的原发肿瘤（如直肠癌、膀胱癌等）有关。如果原发癌症没有被完全治愈或控制，可能会继续释放恶性细胞到阴囊，导致病情复发。

（3）免疫功能异常。机体免疫功能降低导致病变更容易复发，例如免疫抑制治疗、长期使用免疫抑制剂或存在免疫系统疾病的患者，身体对病变细胞的清除能力可能下降。

5.6.15 当阴囊 Paget 病复发后怎么治疗？

当阴囊 Paget 病出现复发时，治疗方案应根据患者的具体情况而定。常见的治疗方法包括：

（1）手术治疗。如果复发局限于较小的区域，可考虑再次行手术切除。手术的目标是尽可能完全切除病变区域，包括可见的病变和周围可疑组织。可以精准导向性切除，即根据术前或术中病理定位，使用显微镜或组织研磨法在影像引导下准确清除病变组织。

（2）化学疗法。对于复发范围广泛，无法手术切除的病例，药物化疗（如 5-氟尿嘧啶）可作为治疗选择，以控制病情并延缓肿瘤进展。

（3）免疫疗法。转移性或晚期病例可考虑使用免疫调节药物，以增强机体免疫反应。

后 记

习近平总书记指出，人民健康是民族昌盛和国家强盛的重要标志，要把保障人民健康放在优先发展的战略位置，以普及健康生活、优化健康服务、完善健康保障、建设健康环境、发展健康产业为重点，加快推进"健康中国"建设，努力全方位、全周期保障人民健康。高质量发展是全面建设社会主义现代化国家的首要任务，随着我国卫生事业发展进入了深层次建设阶段，全面推进以人民为中心的卫生健康事业高质量发展，是全面推进"健康中国"建设的根本途径，也是实现中国式现代化的本质要求，这就要求医学工作者在提高自身专业水平的同时，也要注重加强医学健康知识的宣传普及，提升全民健康意识。

新中国成立以来，特别是改革开放以来，随着我国综合国力的增强，我国的卫生健康事业取得了长足的发展，人民群众的健康水平也显著提高，各项指标均达到世界平均水平，有些指标甚至已经超过了西方发达国家。但是，也要看到，随着人口老龄化的发展，生态环境、生活方式等的变化，近些年来我国居民中肿瘤的发病率、病死率等均居高不下。2019年，国家卫健委制定了《健康中国行动（2019—2030年）》发展战略，以"大卫生、大健康"为理念，坚持预防为主、防治结合的原则，以基层为重点，以改革创新为动力，中西医并重，把健康融入所有政策，针对重大疾病和一些突出问题，聚焦重点人群，实施15个重大行动，政府、社会、个人协同推进，建立健全健康教育体系，促进以治病为中心向以健康为中心转变，提高人民健康水平，其中癌症防治行动即为该发展战略的重要内容之一。《健康中国—肿瘤防治科普系列丛书》的编著，是从事肿瘤治疗和研究的一线专家、学者们，立足于"健康中国行动"，坚持"以人民为中心"而编写的面向非专业的普通人民群众的科普教育丛书。

丛书主要系统介绍肿瘤的发生、进展、治疗、转归的各个机制和环节，从而帮助人们正确认识肿瘤、正确预防肿瘤、正确对待治疗，提高全民防癌意识，降低肿瘤发病率，提高肿瘤早诊率，注重肿瘤规范诊疗和科学康复，努力实现肿瘤防治的全周期覆盖，以在普及肿瘤防治知识的基础上最大限度地降低肿瘤的发病率，提升肿瘤的治

后 记

愈率，提升人民群众的健康水平。

自 2015 年开始，由本人（时任中国临床肿瘤学会理事、南京医科大学附属无锡第二医院肿瘤内科主任、教授、研究生导师）总策划主编的系列肿瘤临床学术专著在东南大学出版社陆续出版后，引起了肿瘤学界的热烈反响。系列图书的出版既培养了新人、锻炼了队伍，也为中国的卫生健康事业做出了贡献。2022年，东南大学出版社的资深编辑刘坚编审就提出编写一套非专业人士也能看懂更能学会的肿瘤防治方面的科普读物，以响应"健康中国行动"的伟大号召。经过近两年时间的沉淀和思考，在参考目前国内外多种同类读物之后，我们决定编写这套大型科学普及丛书。思路形成后，即刻与南京医科大学附属肿瘤医院（江苏省肿瘤医院）沈波教授商讨成立编写委员会，由本人和沈波教授总负责；本人与中国临床肿瘤学会前任理事长、中国药科大学第一附属医院（南京天印山医院）院长、原解放军八一医院副院长秦叔逵教授共同担任荣誉总主编；南京医科大学附属肿瘤医院（江苏省肿瘤医院）沈波教授、南京医科大学第一附属医院（江苏省人民医院）缪苏宇教授、江南大学附属医院茆勇教授担任总主编；徐州医科大学附属医院韩正祥教授、扬州大学附属苏北人民医院张先稳教授、苏州大学附属第一医院陈凯教授、南京大学附属鼓楼医院杨阳教授、南京医科大学附属淮安第一医院何敬东教授、南京医科大学附属老年医院（江苏省省级机关医院）樊卫飞、南京医科大学附属泰州人民医院韩高华担任副主编。该丛书的编委由南京医科大学附属肿瘤医院（江苏省肿瘤医院）的刘德林、许有涛、武渊、晏苇、高津、滕悦、王晓华、倪静、吴俚蓉、武贝、施玥，南京医科大学第一附属医院（江苏省人民医院）的王建、杨梦竹，南京医科大学附属老年医院（江苏省省级机关医院）的孙敏、方乐平，南京医科大学附属淮安第一医院的李进、周磊磊、杜楠、纪红霞、王芫、周倩、王凡，南京大学附属鼓楼医院的李茹恬，东南大学附属中大医院的张光远，南京大学医学院附属盐城第一医院的李剑萍，中国科学技术大学附属第一医院西区（安徽省肿瘤医院）的李苏宜，南京中医药大学附属南京医院（南京市肿瘤医院）的王清波、宋琳、曹朴、李原，徐州医科大学的汤娟娟、曹旭、张羽翔、潘迪、朱晶晶，徐州医科大学附属医院的陈翀、王红梅，徐州医科大学第二附属医院的张兰胜、王保庆、王自全、尹楠楠、李泳澄，扬州大学附属苏北人民医院的邢恩明、陈婷婷、殷婷，江南大学各附属医院的蔡东焱、徐闻欢、顾科、车俊、王洵、夏汝山、冯广东、周友鑫、甘霖、姚伟峰、徐泽群、胡月、魏倩、俞瑾垚、关婷、徐伟，苏州大学附属第一医院的陶慧敏、何康，南京医科大学康达学院附属医院（连云港市第二人民医院）的王思明，江苏省原子医学研究所的单婵婵、仲爱生，南京医科大学附属江宁医院（南京市江宁医院）的杨艳，海安市人民医院的张燕，东台市人民医院的周雪峰、吴德龙，淮安市肿瘤医院的赵坤，无锡市人民医院的杭志强组成。

2023年10月10日，本人与沈波教授牵头组建写作团队，制定编写体例，分配写作任务。经过半年的时间，本套丛书的初稿陆续完成。

本套丛书第一部拟分八个分册：

头颈部肿瘤分册，其中鼻咽肿瘤、鼻腔鼻窦癌、喉癌由江南大学附属医院的顾科、车俊、张晓军，东台市人民医院的周雪峰、吴德龙撰写；原发灶不明的颈部淋巴结转移性癌由南京医科大学附属肿瘤医院（江苏省肿瘤医院）的刘德林撰写；甲状腺肿瘤由江苏省原子医学研究所的单婵婵、仲爱生撰写；口腔、涎液腺肿瘤由康达学院附属医院（连云港市第二人民医院）的王思明撰写。

胸部肿瘤分册，其中胸腺肿瘤、胸膜肿瘤由南京医科大学附属肿瘤医院（江苏省肿瘤医院）的许有涛撰写；肺肿瘤由江南大学附属医学中心的王洵撰写；乳腺肿瘤由江南大学附属医院的蔡东焱、徐闻欢撰写。

消化系统肿瘤分册，由南京医科大学附属肿瘤医院（江苏省肿瘤医院）的武渊、晏苇、施玥撰写；肝、胆、胰肿瘤由徐州医科大学附属医院的韩正祥、王红梅，徐州医科大学的汤娟娟、曹旭、潘迪、朱晶晶撰写。

神经内分泌肿瘤分册，由南京医科大学附属淮安第一医院的何敬东、李进、周磊磊、杜楠、纪红霞、王芫、周倩、王凡，南京医科大学附属江宁医院（南京市江宁医院）的杨艳撰写。

泌尿系统肿瘤分册，其中尿路上皮肿瘤由东南大学附属中大医院的张光远撰写；其余部分由南京中医药大学附属南京医院（南京市肿瘤医院）的王清波、宋琳、曹朴、李原撰写。

妇科肿瘤分册，其中滋养细胞肿瘤、阴道外阴肿瘤由南京医科大学附属肿瘤医院（江苏省肿瘤医院）的倪静撰写；卵巢肿瘤、输卵管肿瘤、子宫内膜肿瘤、子宫颈肿瘤由扬州大学附属苏北人民医院的张先稳、邢恩明、陈婷婷、殷婷撰写。

骨、软组织皮肤肿瘤分册，其中成骨肉瘤、转移性骨肿瘤、软组织肿瘤由苏州大学附属第一医院的陶慧敏、何康撰写；骨肿瘤术后功能重建由江南大学附属中心医院的甘霖撰写；皮肤肿瘤由江南大学附属中心医院的夏汝山、冯广东撰写。

恶性淋巴瘤分册，由南京医科大学附属肿瘤医院（江苏省肿瘤医院）的高津、滕

后 记

悦，徐州医科大学第二附属医院的张兰胜、王保庆、王自全、尹楠楠、李泳澄，徐州医科大学附属医院的韩正祥、陈翀，徐州医科大学的曹旭、张羽翔撰写。

本套丛书第二部拟分三个分册：

肿瘤内科治疗分册，其中肿瘤的营养支持由中国科学技术大学附属第一医院西区（安徽省肿瘤医院）的李苏宜撰写；肿瘤的化学治疗由南京医科大学附属肿瘤医院（江苏省肿瘤医院）的王晓华撰写；肿瘤的靶向治疗由南京大学附属鼓楼医院的李茹恬撰写；肿瘤的免疫治疗由南京大学医学院附属盐城第一医院的李剑萍撰写。

肿瘤的局部治疗分册，其中肿瘤的外科手术由江南大学附属中心医院的周友鑫撰写；肿瘤的放射治疗由南京医科大学附属肿瘤医院（江苏省肿瘤医院）的吴俚蓉撰写；肿瘤的消融治疗由南京医科大学附属老年医院（江苏省省级机关医院）的樊卫飞、方乐平撰写；肿瘤的血管灌注治疗由南京医科大学附属肿瘤医院（江苏省肿瘤医院）的武贝撰写；肿瘤的热疗（热灌注、超声刀）由南京医科大学附属老年医院（江苏省省级机关医院）的樊卫飞、孙敏撰写。

肿瘤姑息治疗、护理关怀分册，其中疼痛治疗由南京医科大学第一附属医院（江苏省人民医院）的王建、杨梦竹撰写；肿瘤的护理关怀由江南大学附属医学中心的胡月、魏倩、俞瑾垚、关婷撰写。

经过半年的努力完成了撰写任务，本人及江南大学的陈暑波、江苏省原子医学研究所的仲爱生对稿件进行了审校，再交由东南大学出版社进行编辑审校，按计划即将分批陆续出版发行。

成书后，秦叔逵教授应邀欣然为本套丛书写序，这是对本人及江苏省所有参与写作的肿瘤治疗、研究专家的鼓励和支持，更是对肿瘤科普事业的关心和重视。

希望本套丛书的出版发行，能够使普通群众了解一些关于肿瘤的常识，更希望本套丛书能够为健康中国建设乃至中国的现代化建设贡献一份绵薄之力。

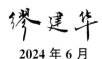

2024 年 6 月